Dr DAVERÈDE

CONTRIBUTION A L'ÉTUDE

des

Pseudo-Paralysies Générales

TOULOUSE
CH. DIRION, LIBRAIRE-ÉDITEUR
22, rue de Metz et rue des Marchands, 33

1911

Dr DAVERÈDE

CONTRIBUTION A L'ÉTUDE

des

Pseudo-Paralysies Générales

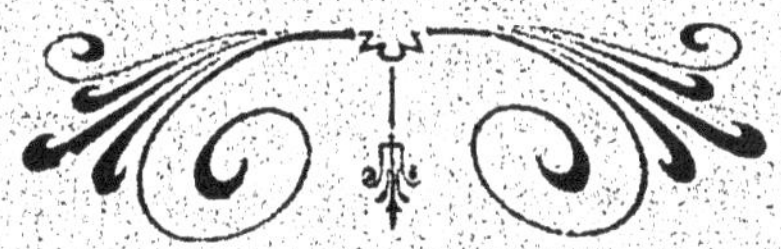

TOULOUSE
Ch. DIRION, LIBRAIRE-ÉDITEUR
23, rue de Metz et rue des Marchands, 33

1911

INTRODUCTION

La paralysie générale est, de toutes les maladies mentales, celle dont la mise au point paraît la plus parfaite. Sa description est définitivement complétée et, chose rare et précieuse, son anatomie pathologique est admirablement connue.

A cette connaissance de l'anatomie pathologique elle doit d'appartenir à la pathologie interne. C'est une maladie autrefois purement « mentale » dans le sens littéral du mot, aujourd'hui à substratum anatomique indiscuté, qui lui vaut son admission dans cette pathologie interne où viendront peu à peu s'introduire les autres maladies mentales qui ne sont, n'ont jamais été des maladies de l'*esprit*, ce dernier n'étant qu'une entité philosophique. Sa cause principale en est la syphilis, aidée de toutes les causes de débilitation du système nerveux : syphilisation, civilisation, disait spirituellement Krafft-Ebing. Nous verrons plus loin si le spirochète pallide doit être seul invoqué.

La maladie, le syndrome paralysie générale — disons simplement la paralysie générale, ne voulant ici rien discuter — est reconnue par le clinicien à ses symptômes physiques et psychiques commandés par les altérations de l'encéphale.

Pour la P. G. comme pour les tabes on a didactiquement admis trois périodes que l'on décrit dans tous les traités et qui, assez différenciées l'une de l'autre, en constituent : le stade préparalytique : la période d'état, la période démentielle.

En réalité, ce n'est là qu'un schéma, qu'une formule ayant l'utilité, mais aussi l'inadaptabilité des formules. Bien des paralytiques généraux meurent avant d'avoir atteint la période cachectique, d'autres peuvent voir la maladie évoluer avec des troubles intellectuels d'emblée, bien plus démentiels qu'on ne les observe dans les périodes de début dites d'euphorie, le gâtisme peut quelquefois ouvrir la marche, enfin la parole peut n'être guère modifiée même jusqu'à la terminaison de la P. G. Ajoutons, aussi, la dissociation fréquente des symptômes intellectuels et des troubles psychiques. Il semble que l'évolution de la maladie participe elle aussi de cette incohérence qui caractérise l'état mental du paralytique général. Vous voyez un P. G. atteint de cette neurasthénie constitutionnelle, qui vous fait porter sinon un diagnostic erroné, du moins un pronostic de P. G. à évolution, devant durer en moyenne deux ans, et le même malade, sans transition, devient tout à fait impotent et complètement dément : à côté, un autre malade, rapidement devenu délirant, voit son délire se restreindre ou se systématiser et reste indéfiniment un délirant et non un dément : plus loin, vous affirmez l'incurabilité et le malade guérit malgré la syphilis causale et le Wasserman redoutable ; d'autres fois, enfin, la maladie évolue en quelques semaines : c'est la P. G. galopante de Beau, Trélat, ou grandit vite et régresse vite : c'est la P. G. régressive de Régis.

Dans leur livre récent sur la *Paralysie générale*, Joffroy et Mignot (1) ont abandonné la description classique chronologique.

Pour le clinicien, il vaut mieux mettre en relief surtout les caractères les plus importants et décrire ensuite les symptômes accessoires sans tenir compte d'une succession chronologique qui fait si souvent défaut.

Parmi les signes de premier ordre il faut signaler : la démence, les troubles du langage, les troubles oculaires, les altérations du liquide céphalo-rachidien.

Parmi les signes de second ordre on décrit : les troubles de la motricité, les troubles de la sensibilité, les troubles trophiques, les troubles vaso-moteurs, les troubles de sécrétions, les troubles de la calorification, les troubles de l'appareil respiratoire, les troubles de l'appareil digestif, les troubles de l'appareil circulatoire, les troubles de l'appareil génital.

(1) Joffroy et Mignot : *La Paralysie Générale*. O. Doin, Paris, 1910.

I. — Symptômes cardinaux

La démence est le plus important, d'où le nom de démence paralytique. Pour la mettre en évidence au début, il faut examiner minutieusement toutes les fonctions psychiques. Rien n'est, en effet, plus délicat que de diagnostiquer un affaiblissement intellectuel dans ce qu'on a appelé la période médico-légale de la paralysie générale.

C'est le déficit de l'attention et surtout de l'attention volontaire qui ouvre la marche. Il est d'autant plus facile à révéler que le sujet est obligé d'utiliser, dans son métier, cette faculté. L'attention passive ne tarde pas à diminuer et peu à peu, pour obtenir une réponse, il faut élever de plus en plus la voix, faire des gestes ou secouer le malade. C'est à cette faiblesse de l'attention qu'est due la désorientation fréquente du paralytique général.

Joffroy et Mignot proposent l'expérience suivante : « Tandis qu'un tiers fait causer le malade examiné, l'observateur placé de côté le pique à la main avec une épingle. La piqûre n'est tout d'abord pas remarquée. Si les excitations se répètent et deviennent plus vives, le malade tout en causant, écarte la main (acte réflexe de défense) ; mais les piqûres devront être profondes ou renouvelées plusieurs fois, pour susciter une remarque ou interrompre la conversation. »

Or, toute notre vie, tous nos réflexes et toutes nos

idées dépendent de l'excitabilité protoplasmique ; l'attention peut être considérée comme étant d'une part la conscience des excitations : c'est l'attention passive, d'autre part comme un effort pour saisir toutes les modifications de ce qui se passe autour de nous, c'est-à-dire, plus scientifiquement, de ce qui excite nos organes des sens. L'inattentif ne comprendra donc pas, parce qu'il n'a pas perçu les excitations extérieures et le résultat de cette inattention sera une véritable incapacité de se conduire, qui peut être prise pour une grave altération des fonctions intellectuelles encore peu lésées cependant.

Cette incapacité de se conduire sera encore augmentée par l'amnésie qui, ici, n'obéit pas à la loi de régression de Ribot, est essentiellement variable, tantôt lacunaire, tantôt de reproduction, tantôt de fixation et porte ce cachet d'inattendu, d'incohérent que nous retrouverons dans toutes les manifestations de la paralysie générale. « Dans la paralysie générale, l'amnésie agit pour ainsi dire au hasard comme le sable qui, répandu sur la page d'écriture, fait disparaître çà et là des lettres, des mots, des phrases au gré de ses points de contact. » (Joffroy et Mignot.) Profonde, l'amnésie peut s'emparer de la mémoire organique et c'est alors l'inadaptabilité du malade à accomplir les gestes adéquats à un acte. De l'attention et de la mémoire dépend la facilité d'associer les idées ; anatomiquement, cette association se fait grâce aux fibres interhémisphériques et surtout grâce au réseau périphérique d'Exner.

Or, attention, mémoire, fibres d'Exner tout cela est altéré au début de la P. G. et nous enregistrons ainsi des troubles dans la faculté d'associer des idées.

Raisonner, juger, déduire, abstraire tout cela suppose une synergie fonctionnelle de tout le cortex, une union normale des centres de projection et des centres d'association. La paralysie générale semble capricieusement tailler, couper, détruire ce bel édifice, congestionnant ici, rétrécissant les vaisseaux là, altérant les cellules plus loin, se contentant de les isoler plus près, mettant le maximum de désordre chez celui-ci dans la région préfrontale, chez celui-là dans la zone pariétale, chez un autre dans la région temporale, démolissant à fond telle circonvolution, hyperhémiant à peine les autres, abolissant tantôt la fonction, l'excitant au contraire dans d'autres cas, et c'est ainsi que dans l'association des idées, résultante de l'anatomo-physiologie cérébrale nous aurons une séméiologie véritablement incohérente ; trois malades arrivés au même stade de la P. G. seront l'un dément, l'autre délirant, le dernier hypomaniaque.

Prendre une à une les autres fonctions psychiques, c'est retrouver cette même allure primesautière. Les sentiments sont ou exaltés ou diminués ou abolis, la volonté est morte ou se manifeste par à-coups dans des actions que l'expert doit souvent expliquer devant les tribunaux.

De tout ceci il résulte une diminution de la capacité professionnelle qu'on met en évidence par l'épreuve du calcul, par l'épreuve de la dictée, de la copie, etc...

Les troubles du langage sont déjà compris comme étant inévitables quand on a lu ce qui précède. Réduire le langage à la prononciation des mots c'est l'amputer de ses parties les plus nobles. C'est, dans une glande, ne voir que l'excrétion et oublier la sécrétion. Le langage n'est que l'expression de l'idée qui se forme dans les centres intellectuels proprement dits, se pare du vêtement des mots dans les centres de mémoires spéciaux, et sort tout armé — comme jadis la déesse — grâce au fonctionnement des cordes vocales et de l'appareil compliqué de résonnance que forme la cavité buccale avec ses dépendances. Ce mécanisme peut être altéré dans chacune de ses parties, et c'est ainsi que, pour employer notre comparaison avec une glande, il y aura des troubles de la sécrétion et des troubles de l'excrétion, des altérations de l'endophasie et des perturbations de l'exophasie.

L'idée s'exprimant surtout par la parole et par l'écriture — nous laissons de côté le dessin et la musique qui sont l'apanage d'un seul groupe de privilégiés — nous devons réunir dans une même description les troubles de l'une et de l'autre.

Les altérations siègent-elles dans les centres intellectuels ? Ce sont les troubles psycholaliques et psychographiques de Joffroy : les omissions, les répétitions, l'écholalie, l'échographie, l'intoxication par le mot, par le chiffre, le mutisme, la logorrhée, la graphomanie, les néologismes, surtout si le malade est un délirant (pour prendre un exemple célèbre : les néologismes de Maupassant qui fit une forme paranoïde de P. G.).

Des lésions des organes corticaux du langage, dépendent les troubles aphasiques tantôt transitoires, tantôt définitifs. Ces aphasies seront motrices ou sensorielles selon la topographie des lésions, passagères ou persistantes selon la variété des lésions.

Aux lésions des organes moteurs nécessaires à la parole et à l'écriture se rattachent les troubles arthrolaliques et calligraphiques, la dysarthrie dévoilée par les mots d'épreuve, l'élision, la répétition, l'hésitation et l'arrêt, le tremblement, le bredouillement, le murmure inarticulé, le « choréisme » de l'écriture.

Si le langage est troublé parce qu'il est une des fonctions les plus importantes de l'homme et parce que ses divers territoires corticaux ou infra-corticaux sont très vastes, il en sera de même pour *la fonction visuelle*.

Celle-ci, en effet, possède des voies qui traversent tout l'encéphale et qui vont même jusqu'à projeter en quelque sorte celui-ci à l'extérieur puisque l'œil, sa rétine et ses enveloppes sont une partie du cerveau et de ses enveloppes. Rétine, partie amincie et arrondie de fibres centrales que sont les nerfs optiques, tubercules quadrijumeaux, substance blanche, lobe occipital, pli courbe, et pour ses muscles : pédoncule cérébral, tout cela appartient à la vision et fatalement cette dernière doit être lésée par une affection dont le propre est la diffusion en surface et en profondeur.

Nous citons : les troubles de la musculature interne

de l'œil (inégalité pupillaire, myosis, mydriase, déformations pupillaires, altérations des réflexes) ; les troubles de la musculature externe de l'œil ; les troubles sensoriels de l'œil ; les troubles de la sensibilité de l'œil ; les troubles de la morphologie de l'œil.

Le liquide céphalo-rachidien baignant des tissus altérés doit traduire précocement ces altérations. Les travaux de Ravant et Sicard ont montré et la facilité et l'utilité de la ponction lombaire.

Le liquide céphalo-rachidien dans la P. G. est généralement clair, de toxicité variable, donne la réaction butyrique de Noguchi-Moore, présente une quantité anormale d'albumine, rarement des microbes, toujours de l'hyperleucocytose sans qu'on puisse affirmer qu'il existe une formule leucocytaire caractéristique.

II. — Symptômes accessoires.

A. — Parmi *les symptômes psychiques de second ordre*, il faut compter les délires et les hallucinations. Ici encore, s'il est une caractéristique, c'est l'incohérence. Toutes les variétés de délires peuvent s'observer, mais ils sont reconnaissables à leur *absurdité* : le malade est riche, mais c'est à milliards de millions ; il est fort, mais plus que Dieu ; il urine des diamants, etc... ; à leurs *contrastes* : le paralytique général venant de vous offrir des milliers de francs vous refuse dix centimes ; à leur *inconstance* : tel délirant veut se suicider, mais au moment de se jeter à l'eau, se souvient qu'il a des rhumatismes et abandonne son projet.

Quant aux hallucinations, disons qu'elles appartiennent surtout à la période de début et que le diagnostic est particulièrement délicat à cause de la difficulté d'interrogation du malade très suggestionnable et attentif.

B. — *Les signes physiques de second ordre* sont :

1° *Les troubles moteurs*, variables, inconstants, tantôt sous forme d'attaques épileptiformes, apoplectiformes, de tremblements, ces derniers étant constants, de spasmes, de contractures, de paralysies et parésies, d'incoordination, de troubles de la motricité des muscles de la vie organique, de troubles de la motricité réflexe.

2° *Les trubles de la sensibilité*, subjectifs et objectifs : névralgies, viscéralgies, trichotillomanie, troubles de la cœnesthésie, paresthésies, troubles de la sensibilité sensorielle (anosmie, agoésie, hypacosie).

3° *Les troubles trophiques* de la peau, des phanères, des articulations, des os, etc.

4° *Les troubles vaso-moteurs :* le dermographisme, la cyanose, les œdèmes, les ecchymoses, les hématomes.

Il suffit de citer, en outre, les troubles des sécrétions, de la calorification, de l'appareil respiratoire, de l'appareil génital.

On voit, par ce rapide exposé, que les signes vraiment caractéristiques sont : l'affaiblissement démentiel ; les troubles du langage ; les troubles oculaires.

Or, comme nous le verrons, ces symptômes auxquels se surajoutent toujours un certain nombre des symptômes accessoires que nous avons cités, se retrouvent dans ce qu'on appelle les pseudo-paralysies générales.

Si donc la P. G. proprement dite n'a ni une anatomie pathologique, ni une étiologie, ni une évolution clinique, ni un pronostic particuliers, nous ne voyons pas comment on pourra établir une différence aussi absolue qu'elle paraît exister dans la plupart des traités classiques, malgré les très remarquables travaux de Klippel (1).

1) KLIPPEL : *Les Paralysies Générales ; Monographies cliniques*, 1898.

CHAPITRE PREMIER

N'y a-t-il qu' « une » paralysie générale ?

On fait généralement de la paralysie générale une maladie parasyphilitique. A elle seule on réserve le nom de *paralysie générale proprement dite*, tout ce qui lui ressemble et qui est dû à d'autres causes, prend le nom de *pseudo-paralysies générales*.

Pourquoi ? N'est-il pas plus scientifique de dire avec Klippel : il y a *des* paralysies générales, comme on dit depuis Féré : il y a *des* épilepsies et comme on tend à dire : il y a *des* hystéries.

Pourquoi dire « pseudo », d'affections dans lesquelles on retrouve la démence, les troubles du langage, les troubles oculaires et qui sont dues à des lésions diffuses du méningo-encéphale ?

Rémond et Voivenel (1) ont publié dans l'*Encéphale* du mois d'octobre 1909 une revue générale d'où il ressort qu'entre la P. G. parasyphilitique incurable et le syndrome paralytique fugace de Klippel toutes les

(1) Rémond et Voivenel : *Le Syndrome paralysie générale*. *Encéphale*, octobre 1909.

transitions existent et qu'il faut décrire, non la maladie paralysie générale mais *le syndrome paralytique.*

La barrière infranchissable ne peut être trouvée, en effet, ni dans l'anatomie pathologique, ni dans l'étiologie, ni dans le pronostic, ni dans la symptomatologie.

Anatomie pathologique. — La diffusion des lésions existe dans tous les cas et la méningo-encéphalite est connue parmi les manifestations des maladies infectieuses non syphilitiques. Klippel a montré qu'un processus inflammatoire peut se greffer sur des lésions dégénératives. Enfin, puisque le résultat de l'inflammation dans la paralysie générale vraie est la désintégration et la ruine du système anatomo-physiologique du névraxe (Dupré), qu'importe qu'on arrive à ce résultat par une infection qui agit rapidement par des toxines microbiennes ou par une intoxication d'origine externe (paralysie générale saturnine, paralysie générale alcoolique) ou d'origine interne (paralysie générale arthritique, paralysie générale diabétique) ?

Joffroy et Mignot écrivent : « Malgré le nombre considérable des travaux consacrés jusqu'ici à l'anatomie pathologique de la paralysie générale, malgré les progrès de la technique histologique, nos connaissances sur ce sujet restent encore trop souvent imprécises... Les faits constatés par les divers observateurs sont parfois contradictoires, et alors même qu'ils concordent, donnent lieu à des interprétations divergentes. »

Etiologie. — Une maladie est définie soit par sa symptomatologie soit par sa cause, la définition de la syphylis ou de l'éberthisme étant contenue en partie dans le fait de dire qu'elles sont dues au spirochète ou au bacille d'Eberth. Or, tout ce que l'on peut dire de la paralysie générale, c'est que le facteur le plus fréquent en est la syphilis acquise ou héréditaire. L'étiologie est essentiellement variable. D'abord comme âge ; si l'adulte est touché de préférence, l'enfant et le vieillard lui payent leur tribut et nous citerons à ce sujet les études de Régis, d'Arsimoles et Halberstadt.

Les rapports de la P. G. et de la syphilis ont été de tout temps l'objet de discussions passionnées. Nous rappellerons le grand débat de 1905 à l'Académie de médecine, où les adversaires furent d'un côté :

Furnier, Hallopeau, Raymond pour qui la P. G. est en quelque sorte la quatrième période de la syphilis, et de l'autre côté Joffroy, qui reconnait la prépondérance de la vérole, mais non son exclusivité. Pour lui, comme pour Lancereaux et Cornil, comme pour notre maître, le professeur Rémond (de Metz), si la P. G. est souvent d'origine syphilitique, elle n'est jamais de nature syphilitique.

La formule de Joffroy est la suivante : « La syphilis est un bon engrais pour le développement de la paralysie générale, mais ce n'est pas le seul, et la paralysie générale peut parfaitement se développer sans cet engrais. »

Joffroy et Mignot ont trouvé la syphilis en cause :

A l'asile Sainte-Anne, dans 70 % des cas ;

Au Pensionnat de Charenton, dans 88 % des cas.

Le tort que beaucoup d'auteurs paraissent avoir, c'est d'oublier le 30 % ou le 12 %, où la syphilis ne saurait être invoquée.

Le rôle de l'alcoolisme sur l'éclosion de la P. G. n'est pas discutable, soit qu'il aide la syphilis, soit qu'il agisse à lui seul.

Garnier, Meilhon ont montré : l'un qu'en Algérie la P. G. se montrait surtout chez les Arabes alcooliques, l'autre qu'à Paris la P. G. et l'alcoolisme croissaient parallèlement.

Ce que fait l'alcoolisme, les autres intoxications peuvent le faire.

Le traumatisme peut aussi se trouver dans l'étiologie de la paralysie générale, même quand on a éliminé les cas où la méningo-encéphalite survient très tard après le traumatisme. Lasègue avait certes exagéré en affirmant que tout grand traumatisme laissait un état cérébral prédisposant à la P. G., mais même en admettant que les méningo-encéphalites qui succèdent aux accidents immédiats (et qui pourtant ont l'affaiblissement intellectuel, les troubles de la parole, les troubles oculaires et la lymphocytose rachidienne dans leur tableau clinique) et qui soit régressent, soit évoluent très lentement, sont des pseudo-paralysies générales traumatiques, il existe des cas indiscutables qui, d'après Joffroy et Mignot, d'après notre maître, le professeur Rémond, justifient réellement de l'expression : paralysie générale traumatique.

« A notre avis, écrivent Joffroy et Mignot, le traumatisme peut, chez des prédisposés, provoquer l'apparition de la paralysie générale ; mais pour se croire en droit de rapporter à cette cause un cas particulier, il faut que certaines conditions que nous allons résumer se trouvent remplies :

a) D'abord, le traumatisme n'aura été précédé d'aucun symptôme d'ordre physique ou mental imputable à la paralysie générale ;

b) Il se sera écoulé un certain temps (de 2 ou 3 mois à 1 ou 2 ans) entre le traumatisme et l'éclosion de la paralysie générale.

c) Enfin on aura constaté, après une évolution favorable des troubles imputables au traumatisme, la persistance de certains symptômes cérébraux établissant en quelque sorte un trait d'union entre les accidents primaires du traumatisme et la paralysie générale survenus ultérieurement. »

Sérieux et Farnarier (1), pour les facteurs étiologiques autres que la syphilis, donnent le tableau suivant :

	Hommes	Femmes	Total	Pour 100
Hérédité névropathique ou vésanique	11	3	14	33,33
Arthritisme	7	0	7	16,66

(1) Etiologie de la P. G. *Revue de Médecine*, 10 février 1900.

Alcoolisme	8	0	8	19,04
Dothiénentérie	6	1	7	16,66
Variole	2	0	2	4,76
Traumatisme crânien	4	0	4	9,52
Intoxication par CO	1	0	1	2,38
Furonculose	1	0	1	2,38

On voit, d'après cette statistique, d'une part la variété des causes, d'autre part l'importance du facteur Hérédité.

Les associations cliniques les plus fréquentes sont :

	Nombre de Cas	Pour 100
Syphilis, Hérédité..................	5	11,90
Syphilis, alcool	5	11,90
Syphilis dothiénenterie	3	7,14
Syphilis, arthritisme—..............	1	2,38
Syphilis, traumatisme crânien........	1	2,38
Syphilis, alcool, hérédité............	1	2,38
Syphilis, arthritisme, dothiénenterie..	1	2,38
Syphilis, arthrit., traum. crânien.....	1	2,38
Syphilis, traum. crânien, variole.....	1	2,38

Sérieux et Farnarier portent les conclusions suivantes : La syphilis est de beaucoup la cause la plus fréquente de la paralysie générale ; on la trouve certaine ou probable, dans près de 80 % des cas ; elle peut être affirmée avec certitude dans 50 % des cas ; elle existe, comme seul facteur, 31 fois sur 100.

C'est-à-dire quelle est deux fois plus fréquente que les autres infections (variole et dothiénentérie) et l'alcoolisme réunis, deux fois et demie plus fréquente que l'hérédité, huit fois plus fréquente que le traumatisme crânien, causes qui sont cependant plus faciles à dépister.

« Quelle que soit la valeur de la syphilis comme cause de la paralysie générale, cette cause n'est pas unique ; la syphilis n'a d'ailleurs qu'une action banale, qui n'est en rien spécifique ; et il paraît bien démontré que les toxiques les plus divers — poisons chimiques (plomb ou alcool), poisons végétaux (maïs altéré), poisons microbiens (syphilis), et peut-être aussi les agents des auto-intoxications — peuvent donner naissance, chez des prédisposés, à de la méningo-encéphalite. *Cette affection ne mérite donc plus les dénominations trop exclusives d'affection para-syphilitique ou même para-infectieuse, mais celle plus générale de para-toxique* (en considérant les infections comme des intoxications). (Sérieux et Farnarier.)

L'évolution clinique ne saurait non plus démontrer l'existence d'une démarcation nette entre ce qu'on appelle la P. G. et ce qu'on désigne sous le nom de pseudo P. G. « Dans la paralysie générale vraie et dans la pseudo paralysie générale on se trouve en présence d'un prédisposé dont les troubles mentaux se caractérisent par un état démentiel accompagnant des désordres ataxiques et paralytiques de la motricité, état sur lequel peuvent se greffer des troubles délirants fort variables. Tous les intermédiaires existent entre le mode de début insidieux de la paralysie générale progressive et le mode de début impressionnant de la paralysie générale régressive de Régis. De même, on trouve toutes les gradations entre les hallucinations d'une pseudo paralysie générale toxique et leur absence admise par certains auteurs dans la paralysie générale vraie (encore que, dans cette dernière, Sérieux décrive une *forme sensorielle* avec hallucinations prépondérantes). » (Rémond et Voivenel.)

Le pronostic et *le traitement* montrent aussi l'unité du syndrome paralytique :

« D'une part, la paralysie générale vraie, malgré son qualificatif de progressive, peut guérir ; d'autre part, la pseudo-paralysie générale non syphilitique peut évoluer fatalement sans rémission et mériter le qualificatif de progressive. Ici encore tous les intermédiaires existent entre la paralysie générale progressive et la paralysie générale régressive : en haut de l'échelon se trouvent ces cas *de paralysie générale galopante* décrits par Beau et Trélat, par Klippel, montrant à la suite d'une infection aiguë des lésions cérébrales semblables à celles de la paralysie générale (dans le cas de Klippel, l'autopsie montra une méningo-encéphalite non suppurée, diffuse, avec érosions confluentes de la substance corticale); en bas de l'échelon, existent ces cas de *syndrome paralytique fugace* (Klippel) que présentent certains alcooliques à la suite d'une auto-infection ou d'une auto-intoxication.

Quant au traitement, il ne peut guère servir à différencier une paralysie générale vraie d'une pseudo-paralysie générale. Dans l'une comme dans l'autre, quand la désintégration du système anatomo-physiologique du névraxe est trop avancée, le traitement ne peut rien faire. La paralysie générale syphilitique vraie ne guérit pas parce que la nocivité infectieuse et dystrophique est trop puissante et continue, la pseudo-paralysie générale guérit fréquemment parce que, pouvant facilement supprimer la cause, on supprime l'effet. » (Rémond et Voivenel.)

Nous décrirons les différentes pseudo- paralysies générales et nous essaierons, après cet essai séméiologique, de voir si des conclusions synthétiques sont actuellement permises.

CHAPITRE II

Les diverses variétés de paralysie générale

Beau et Trélat ont d'abord décrit ce qu'ils ont appelé la *Paralysie générale galopante*, où la malade évolue en quelques jours et qui prend généralement le masque du délire aigu.

« Nous avons observé, écrit Klippel, un cas assez semblable chez une jeune fille, emportée en six jours au milieu d'accidents cérébraux infectieux. L'autopsie montra une méningo-encéphalite non suppurée, diffuse, avec érosions confluentes de la substance corticale. De plus, et c'est là le point capital, il existait au niveau des valvules aortiques une endocardite ulcéro-végétante de nature infectieuse évidente »(1).

Klippel estime que ces cas sont fort instructifs et qu'ils montrent que « des auto-infections déterminent une méningo-encéphalite dont les lésions sont analogues à celles des paralysies générales les plus typiques ».

Nous n'insisterons ni sur la *P. G. classique parasyphilitique*, ni sur la *P. G. syphilitique*.

(1) KLIPPEL : *Les P. G. progressives*, 1898, p. 21.

Dès 1892, dans un article de la *Revue de Médecine*, Klippel, étudiant la *pseudo-paralysie générale arthritique*, essaya de démontrer qu'en dehors de toute méningo-encéphalite, chez les arthritiques athéromateux, la dégénérescence diffuse des capillaires et des éléments nerveux de l'écorce, très habituellement accompagnée d'ailleurs d'athéromasie des vaisseaux de la base de l'encéphale pouvait prendre en clinique l'aspect de la paralysie générale « au point de la faire confondre avec cette maladie ». « Le tableau clinique de la paralysie générale est présent, et il est d'autant plus complet que la maladie évolue avant la vieillesse. »

Vallon a établi l'existence de la *Paralysie générale saturnine* et de la *P. G. alcoolique* au sujet desquelles il écrit cette phrase catégorique : « En présence d'un cas douteux, porter le diagnostic de pseudo-P. G., c'est faire, suivant l'expression originale de Pierret, un pseudo-diagnostic... Le mot de pseudo-P. G. a fait une trop grande fortune (Taty et Belous) et il conviendrait de l'abandonner, car il n'y a point de pseudo-maladies ».

Pour Vallon, les faits désignés sous le nom de pseudo- paralysies générales ne sont que des cas de rémission ou de guérison de paralysie générale vraie.

« L'endocardite est le plus souvent une manifestation du rhumatisme, mais elle peut reconnaître d'autres causes... A-t-on jamais songé à créer autant de pseudo-endocardites qu'il y a de causes pouvant produire cette maladie ? » (Vallon.)

Des cas de *P. G. hépatique* ont été publiées par

Klippel, Joffroy, Maurice Faure, Vigouroux et Laignel-Lavastine. On y trouve les troubles de la parole, l'affaiblissement global de l'intelligence, des troubles calligraphiques et psychographiques.

Tous ces symptômes apparaissent d'autant plus facilement que le malade est un alcoolique et que son cerveau est plus fragile, moins résistant aux intoxications, c'est-à-direque son hérédité est plus chargée.

Il en est de même pour la *paralysie générale brightique*. Bristowe, après avoir constaté la fréquence du rein granuleux dans la paralysie générale et la similitude des lésions vasculaires dans la paralysie générale et dans l'affection rénale, conclut finalement que les deux maladies ont entr'elles des rapports de dépendance si singulièrement étroits que, selon toute probabilité, elles ont une commune origine. (Régis.)

Ces cas de paralysies générales consécutives à des intoxications sont des plus utiles à connaître, parce qu'ils peuvent diminuer ou disparaître même avec l'auto-intoxication causale. Ce sont les Paralysie générales régressives de Régis dont Rémond et Voivenel ont publié trois cas dans l'*Encéphale* d'octobre 1910 cas qu'ils accompagnent des réflexions suivantes :

« Nous croyons que ces syndromes sont relativement plus fréquents qu'on ne croit. Ces paralysies générales régressives apparaissent assez brusquement et disparaissent avec leur cause. Les malades, surtout dans les classes aisées, sont rapidement traités chez eux ; l'isolement, le repos au lit, le régime, imposé presque d'instinct par le médecin le moins averti, agissent favorablement, et le sujet échappe, non seulement à l'asile, mais encore aux cliniques d'observation, où, cependant, on en observe un certain nombre de cas.

« Le médecin qui les voit, les étiquette : paralysie générale, qu'il soit spécialiste ou non, car le diagnostic s'impose. Il ne fait généralement, car ce n'est pas toujours facile en clientèle, ni la ponction lombaire pour l'étude du liquide céphalo-rachidien, ni les séro-réactions, et, devant l'évidence du tableau clinique, porte un pronostic très sombre, qui se trouve heureusement infirmé.

« La toxhémie hépatique détermine assez facilement de ces paralysies générales régressives dont Klippel, Joffroy, Maurice Faure, Vigouroux et Laignel-Lavastine ont publié des exemples.

« Un de nos trois malades présentait des altérations hépatiques manifestes.

« Le second était un brightique qui, au cours d'une aggravation de son intoxication, vit apparaître le syndrome paralytique. Ces cas sont bien connus depuis les travaux de Holsey (Thèse, 1872), Dieulafoy (1), Joffroy (2), Toulouse (3), Guélou (4), Maurice Faure (5). Le rein granuleux est assez fréquent dans

(1) DIEULAFOY : De la folie brightique. *Soc. Méd. des Hôp. de Paris*, 1885.

(2) JOFFROY : *Bull. Méd.* 1891, p. 109.

(3) TOULOUSE : Troubles mentaux dans l'urémie. *Gaz. des Hôp.* 1894, p. 649.

(4) GUÉLOU : Thèse Bordeaux, 1897-98.

(5) Maurice Faure : Thèse Paris, 1899-1900.

la paralysie générale pour que Bristowe se soit laissé allé à assimiler la paralysie générale et le brightisme.

« Notre troisième malade était un bronchitique chronique qui, sous l'influence d'un violent surmenage physique et intellectuel et d'une mauvaise hygiène alimentaire, présenta des signes de paralysie générale que le repos et la thérapeutique appropriée firent disparaître.

« Dans ces trois cas, dans le dernier surtout, où la syphilis pouvait être mise en cause, le diagnostic de paralysie générale s'imposait, les signes somatiques et psychiques étant suffisamment nets.

« L'incohérence, la volubilité, les troubles de la parole, le tremblement, les troubles de l'écriture, le contentement, les idées incohérentes de grandeur, l'inégalité pupillaire, l'affaiblissement musculaire, ne permettaient aucun autre diagnostic. C'était bien le syndrome paralytique.

« Le traitement eut des résultats heureux sur les troubles physiques et psychiques qui rétrocédèrent à peu près complètement. Les observations de ce genre sont utiles à conaître au point de vue du pronostic et du traitement qui doit surtout viser à la désintoxication. » (Rémond et Voivenel) (1).

Le diagnostic avec la paralysie générale progressive à sa période d'état est souvent impossible et c'est l'évolution qui le commande. Il faut tenir compte ce-

(1) Pr Rémond (de Metz) et Voivenel : *Sur trois cas de paralysie générale régressive, Encéphale*, octobre 1910.

pendant d'une série de signes accessoires tels que : l'âge plus irrégulier du sujet, l'insuffisance hépatique ou rénale, les nombreux signes d'auto-intoxication, l'apparition rapide des divers symptômes.

Se souvenir de l'existence de cas analogues, c'est souvent éviter un internement trop précoce et inutile, surtout chez les alcooliques qui présentent fréquemment ce syndrome.

OBSERVATIONS

OBSERVATION

(VALLON in *Pseudo P. G. alcoolique*).

Première entrée. — Alcoolisme et symptômes de paralysie générale. Sorti au bout de dix mois. Deux ans plus tard, deuxième entrée : Symptômes de paralysie générale, au bout de six mois, sortie par amélioration. Deux mois plus tard, troisième entrée : Paralysie générale à forme dépressive paralytique. A l'autopsie, lésions caractéristiques de la paralysie générale : M. Ed..., maçon.

Antécédents héréditaires. — Côté paternel : Le grand-père buvait beaucoup, est mort dément à 73 ans ; le père, dans un accès de délire alcoolique, s'est noyé à 47 ans ; se croyant poursuivi par des ennemis imaginaires, s'est jeté dans la Marne. Côté maternel : La grand'mère est morte à 75 ans ; la mère est morte à 43 ans, un mois après son mari ; avait été complètement bouleversée par la mort de celui-ci ; trois sœurs et deux frères bien portants.

Antécédents personnels. — En 1883, perte d'argent relativement considérable qui l'avait affecté, en parlait continuellement Habitudes alcooliques. Histoire de la maladie : Au commencement de mai 1884, vers l'âge de 33 ans et demi, M..., sous l'influence d'excès alcooliques plus prononcés que d'habitude, s'agite et se met à divaguer. Conduit à l'infirmerie de la Préfecture de police, il fut l'objet du certificat suivant : « Première entrée : Délire alcoolique, exaltation mentale, conceptions ambitieuses ; il est très riche, il a six cent mille francs de travaux à exécuter ; inégalité pupillaire, tremblement généralisé (Garnier) ».

Certificat du bureau d'admission à Sainte-Anne (7 mai 1885) : « Excitation maniaque avec désordres dans les idées et dans les actes, loquacité, propos incohérents, excès de boisson (Magnan) ».

M... est conduit à l'asile de Ville-Evrard.

Certificat d'entrée (8 mai) : Paralysie générale, hésitation de la parole, inégalité pupillaire, Excitation, tendance à des actes violents. « Il va [illegible] Paris et le « reconstituer en deux jours ».

Certificat de quinzaine (22 mai) : « Excitation maniaque, incohérence, loquacité, quelques idées de grandeur et de richesse, hésitation de la parole, tremblement de la langue et des lèvres, inégalité pupillaire ».

Certificat de sortie (13 mars 1886) : « M..., entré pour paralysie générale, se trouve depuis assez longtemps dans une période de rémission. Calme, lucide, travaille régulièrement. Peut être rendu à sa femme ».

A cette première entrée donc, symptômes de paralysie générale, rémission, par conséquent pseudo-paralysie générale alcoolique.

Une fois en liberté, reprend son métier de maçon et travaille correctement pendant deux ans, tout en continuant de faire quelques excès alcooliques.

Au commencement de 1887, il perd sa femme, en éprouve beaucoup de chagrin et se montre triste et abattu. Mais cet état ne dure pas et bientôt il manifeste des idées de satisfaction ; il est gai, il est content et prétend gagner de 20 à 25 francs par jour comme entrepreneur de travaux, alors qu'en réalité il ne travaille pas et ne gagne rien ; bientôt il tombe dans une profonde misère.

Le 14 octobre 1887, M... est pris d'un ictus congestif, il tombe dans la rue sans connaissance ; rapporté à son domicile, il est pris d'un accès de folie furieuse.

Deuxième entrée. Conduit à l'infirmerie de la Préfecture de police, M... fait l'objet du certificat suivant :

« Accès d'exaltation maniaque, attaques épileptiformes avec cris, mouvements désordonnés, impulsions violentes, dilatation inégale des pupilles, embarras de la parole, apparence d'une paralysie générale. (Garnier).

Certificat du bureau d'admission à Sainte-Anne (16 octobre) : « Affaiblissement des facultés mentales avec excitation passagère, légère hésitation de la parole, inégalité pupillaire » (Magnan).

Dix jours après, M... arrive dans mon service, à Villejuif. Il est assez calme et ne délire pas, pupilles inégales, quelques accrocs dans la parole, léger affaiblissement intellectuel, tremblement des mains et de la langue encore net. Alcoolisme.

Peu de jours après son arrivée, M... se met à travailler pendant cinq mois, il s'occupe régulièrement sans qu'on voie chez lui le moindre incident pathologique. Il sort le 18 avril 1888, ne présentant d'autre symptôme morbide qu'un très léger affaiblissement des facultés mentales et de l'inégalité pupillaire. Il est, en somme, dans l'état de la plupart des malades soi-disant guéris de pseudo-paralysie générale alcoolique.

Troisième entrée. — Deux mois et demi plus tard (7 juillet), M... est ramené dans mon service : il présente alors le type de la paralysie générale à forme dépressive ; il est un peu hébété, apathique, indifférent, ne répond que difficilement aux questions qu'on lui pose, reste inerte sur un banc ; il n'a pas d'idées délirantes. La parole est lente et embarrassée, la pupille droite nettement plus large.

Au commencement du mois d'août, il se produit une légère amélioration et le malade va travailler pendant trois semaines.

En septembre, affaiblissement très marqué. Le malade ne peut plus se tenir debout, il est passé au quartier des gâteux. A partir de ce moment, la maladie suit une marche progressive, la démence et la paralysie s'accusent progressivement, la parole s'embarrasse de plus en plus, bientôt le malade est obligé de garder le lit, il est gâteux, il tombe dans le marasme paralytique et finit par succomber le 22 mai 1889.

Voilà donc encore un malade qui, après avoir présenté l'aspect d'un pseudo-paralytique alcoolique, a sucombé présentant tous les symptômes de la paralysie générale vraie.

Autopsie (faite par l'interne M. Bonnet).

Cavité abdominale. — Rien à noter, si ce n'est le très petit volume de la rate.

Cavité thoracique. — Cœur : pas de surcharge graisseuse ; caillots sanguins et fibrineux dans le cœur droit ; plaque athéromatheuse sur la portion ascendante de l'aorte.

Poumons. — Quelques tubercules crétifiés aux deux sommets.

Cavité crânienne. — L'encéphale pèse 1.300 grammes. Les méninges sont épaissies dans leur moitié antérieure et opalescentes au niveau des lobes temporaux et frontaux. Dans cette région, la décortication se fait mal et on entraine, avec les méninges une portion de substance grise : on produit ainsi de nombreuses ulcération caractéristiques : sur l'hémisphère droit, les plus étendues occupent la base de la frontale ascendante, la partie antérieure des circonvolutions temporales ; sur l'hémisphère gauche, elles sont plus disséminées ; les plus larges sont sur la face interne de la partie la plus antérieure du lobe frontal, la pariétale inférieure, le pli courbe, la base de lafrontale ascendante, la partie postérieure de la troisième frontale.

Dans les ventricules latéraux, quelques granulations au niveau des masses grises centrales. Dans le quatrième ventricule, léger chagrinage du plancher. Athérome des artères, surtout de l'hexagone de Willis. Pas de traces de tubercules sur les méninges et les vaisseaux.

En résumé, lésions d'alcoolisme et lésions caractéristiques de la paralysie générale, celles-ci assez généralisées, mais pas très prononcées, ce qui indique encore une fois que le processus pathologique est souvent lent dans sa marche.

OBSERVATION

(Recueillie par M. le Dr Bauby, chef de clinique chirurgicale à l'Ecole de Médecine de Toulouse, in thèse Florant, Paris, 1891).

Observation d'un cas de maladie de Bright associée à des symptômes de paralysie générale.

M. P..., homme de bonne constitution, 40 ans, marié, deux enfants.

Antécédents héréditaires. — Pas d'affections diathésiques, pas d'alcoolisme, pas de surmenage, pas de névroses, mais état nerveux assez marqué chez plusieurs membres de la famille et léger embarras de la parole chez deux des ascendants directs.

Antécédents personnels. — Pas d'alcoolisme, pas

d'excès vénériens, pas de traumatisme crânien ; évolution organique normale, pas de maladies graves.

M. P..., d'une condition aisée, s'est toujours occupé d'études littéraires ; il a passé toute sa vie dans le Midi de la France, sauf un ou deux ans en Angleterre.

Il a toujours été nerveux, impressionnable. Sa parole a toujours été à la fois précipitée, saccadée et hésitante, embrouillée. L'habitude de la langue anglaise peut avoir développé ce défaut. A deux reprises, vers l'âge de 30 ans, il s'est livré au surmenage intellectuel.

Il y a quelques années, dans une fête publique, l'estrade sur laquelle il se trouvait avec sa femme et un grand nombre de spectateurs s'est effondrée : cet événement lui a causé une très vive émotion, dont il a eu peine à se remettre.

Enfin, pendant l'été dernier, M. P... étant resté longtemps, le soir, au bord de l'eau, a été pris de frissons, malaise, céphalalgie intense, confusion dans les idées, irritabilité ; traité par des révulsifs énergique, il s'est remis en peu de jours. En somme, pas d'état pathologique bien caractérisé, mais tendance aux maladies nerveuses.

Maladie actuelle. — En décembre 1889, P. M..., déjà mal en train depuis deux ou trois semaines, a senti ses forces diminuer, son appétit disparaître, sa langue s'embarrasser davantage. Léger mouvement fébrile vers le soir, douleurs vagues dans les membres inférieurs ; idées de plus en plus sombres, émotivité exagérée. C'était à l'époque où l'on commençait à parler de l'influenza et M. P. fut traité pour une maladie de cet ordre.

Cependant les choses traînaient en longueur et paraissaient même s'aggraver ; le malade se plaignait de douleurs aux reins, de gonflements et de mauvais goût dans la bouche et, à la fin décembre, une iritis séreuse s'est déclarée. L'analyse des urines, faite pour la première fois à cette occasion a éclairé d'un nouveau jour le diagnostic hésitant. Il y avait 5 grammes d'albumine par litre, diminution par litre, diminution du taux de l'urée ; et la quantité d'urine, en vingt-quatre heures, étant réduite à 800 grammes. Pas de sucre.

Au cœur, le bruit de galop était très net, sans hypertrophie ; pas d'œdème, ni de congestions viscérales. Crises légères de dyspnée dans le genre des crises d'asthme, démangeaisons fréquentes en diverses régions.

Rapprochant ces symptômes de ceux primitivement observés, il était aisé de conclure qu'il s'agissait d'une néphrite albumineuse en pleine évolution quoiqu'il fût bien difficile d'en préciser l'étiologie et le début.

M. P. a été mis au régime lacté absolu, et, dès ce moment, je puis dire que la quantité normale d'urine a été bientôt obtenue et dépassée. L'albumine a diminué mais n'a pas disparu.

Je ne suivrai pas mon malade jour par jour, car la marche des symptômes a été des plus irrégulières ;

je vais seulement grouper les deux manifestations morbides en deux classes : a) celle des troubles organiques se raportant manifestement à la lésion des reins ; b) celle des troubles psychiques et nerveux dont la persistance m'a frappé et dont je recherche encore la pathogénie.

a) *Troubles organiques d'origine rénale.* — Indépendamment des douleurs de reins, des altérations de l'urine, de la céphalalgie, des crises dyspnéiques, des démangeaisons, M. P... a éprouvé dans le cours de sa maladie, à trois reprises espacées, des symptômes de conjonctivites et d'iritis séreuse, rougeur du globe oculaire, photophobie ; contraction pupillaire ; hypertension intra-oculaire, aucun signe de rétinite albuminurique. Chaque fois, j'ai obtenu la cessation rapide de ces accidents par le traitement suivant : instillations de cocaïne ; vésicatoire volant à la tempe ; purgatif drastique.

Du côté de la bouche s'est produit un gonflement dur et douloureux de toute la muqueuse avec sécrétion d'une salive épaisse et fétide ; dépôts pâteux autour des dents ; hypertrophie douloureuse de la langue et des amygdales ; la surface linguale était toute fendillée. Haleine désagréable. Déglutition pénible, parole incompréhensible. J'ai cru pouvoir rapporter cette complication rare à l'acéto-infection occasionnée par le trouble des fonctions rénales et à l'élimination des principes toxiques par la muqueuse buccale. Cette stomato-glossite a persisté deux semaines à l'état aigu. Sa résolution a été favorisée par des bains locaux et gargarismes antiseptiques au naphtol et au borate de soude alternés avec le jus de citron. La langue n'a repris que très lentement ses dimensions normales.

b) *Troubles psycho-nerveux.* — J'ai déjà dit que les débuts de la maladie ont été marqués par un redoublement des phénomènes qui font de M. P... un nerveux. Il est devenu sombre, très affecté de son état, redoutant la mort. La moindre chose lui occasionnait une vive émotion. La mémoire a beaucoup faibli et la parole est devenue de plus en plus embarrassée, soit à cause des troubles mécaniques dans les fonctions de la langue et des lèvres, soit à cause de l'oubli des mots. L'affaiblissement de l'intelligence était si prononcé que la lecture d'un journal devenait très pénible. Jamais il n'y a eu de délire, mais seulement appréciations erronées sur les personnes et les faits.

Les visites de ses amis et les miennes le soulageaient beaucoup et il était remarquable de voir après l'émotion causée par mon entrée dans sa chambre et la gêne extrême qu'éprouvait le malade à me donner des nouvelles de sa santé, il était remarquable, dis-je de voir, peu à peu, les idées s'éclaircir, la parole devenir plus facile, le regard moins inquiet ; si bien qu'à la fin de ma visite, M. P... prenait part à la conversation, s'égayait de mes plaisanteries ; il était rassuré.

Les fonctions motrices des membres ont été atteintes parallèlement ; les forces ont beaucoup diminué. Pression des mains insignifiante, pas de tremblement. M. P... se tenait difficilement sur ses jambes, faisant quelques pas avec une canne comme un homme ivre. Il semble que le sens musculaire était altéré, car ces quelques pas étaient l'occasion d'efforts inutiles.

Réflexes rotuliens exagérés.

Pas d'altérations de la sensibilité. Enfin, M. P... a souffert, pendant la période aiguë de sa maladie, de douleurs articulaires et névralgiques aux deux pieds avec rougeur et gonflement modéré. Je leur ai opposé des onctions calmantes, enveloppement, ouate imperméable. Pilules de quinine et de colchique.

Telle est l'affection complexe qui, pendant les mois de décembre et janvier derniers, a évolué avec une gravité à peu près uniforme.

Dans les premiers jours de février, une amélioration s'est manifestée. Tous les symptômes accessoires, stomatite, iritis, névralgies, se sont calmés. Les forces sont revenues [illegible] lentement. L'albumine diminuait dans les urines et le malade commençait à espérer.

Depuis cette époque, les progrès vont sensiblement vers la guérison. M. P... a pu sortir, se promener et même reprendre ses occupations.

Le régime lacté a été progressivement mitigé, puis suspendu ; j'ai prescrit l'iodure de sodium et l'usage de purgatifs légers.

Néanmoins, je n'ose croire à un rétablissement complet. Il y a toujours un peu d'albumine dans les urines et les troubles nerveux n'ont pas entièrement disparu. M. P... n'est pas dans un état normal. Il est toujours très préoccupé, soucieux ; les forces ne sont pas ce qu'elles étaient autrefois. La mémoire est paresseuse; la parole confuse et précipitée, s'arrête parfois brusquement ; le malade est un peu voûté et vieilli. Les changements de temps influent beaucoup sur son état. Quand l'atmosphère est lourde, le vent chaud et le ciel orageux, M. P... est très agacé. Il ne peut supporter aucun bruit ; la moindre contrariété l'exaspère, le babil de ses enfants le fatigue. Il n'a plus d'appétit. Il tombe dans l'affaiblissement et la mélancolie. Les chaleurs de juin ont été fâcheuses sous ce rapport : un jour, à la promenade, il a eu tout d'un coup un mouvement vers la tête, un vertige de quelques instants. Une autre fois, à la fin d'une journée accablante, à propos d'une discussion futile, il s'est répandu en paroles d'impatience, se montant progressivement, parlant de plus en plus vite et sans suite jusqu'au moment où les mots lui faisaient défaut ; il est retombé accablé. Je viens de l'envoyer à la campagne.

La veille, l'analyse de ses urines a été faite ; il y a encore 1 gramme d'albumine par litre.

Une sorte d'accès de démence est donc survenu chez M. P... sous l'influence de la température caniculaire ; cet accès dura trois jours et fut assez fort pour qu'à une de mes visites mon client s'oubliât jusqu'à me tenir des propos inconvenants en toute autre circonstance, et il est cependant extrêmement poli. Peu après, il allait mieux et partait pour la campagne, où il est resté jusqu'en octobre. Pendant cette période, sa santé s'était notablement améliorée à tous les points de vue. Il avait bien un peu d'albumine.

Dans le milieu d'octobre, refroidissement un jour de pluie ; indigestion et crise d'urémie à forme gastrique, avec vomissements et délire, haleine ammoniacale, albumine abondante, état moral très affaissé, oligurie. Traitement : régime lacté absolu avec eau de chaux ; eau-de-vie allemande et sirop de nerprun à 25 grammes. D'où dix selles, rétablissement des fonctions rénales, affaiblissement considérable, mais au bout du compte, guérison des accidents.

Depuis cette alerte, rien de particulier.

Malgré le froid, M. P... est retourné à la campagne jusqu'au 1er janvier. Il va mieux et, depuis quelques jours, il a repris ses occupations de professeur. Il y a toujours un peu d'albumine, avec certaine hésitation de la parole et de la marche, mais, en somme, état relativement satisfaisant.

OBSERVATION

(Joffroy : *Soc. Méd. des Hôp.*, janvier 1896).

Alcoolisme. Atrophie du foie. Ppseudo paralysie générale d'origine hépatique.

M. X..., âgé de 52 ans, est voyageur de commerce et obligé, par sa profession, de fréquenter, un peu plus que de raison, les cafés et les brasseries. Il n'a cependant jamais d'excès éthyliques allant jusqu'à l'ivresse. En rapport avec ses habitudes, il présente depuis six à sept ans des signes d'alcoolisme chronique : il a de l'insomnie, des cauchemars nocturnes, des pituites matinales, des phénomènes gastralgiques. Au lever, il est en proie à des nausées, vomit dans la matinée des glaires et de la bile. Vers midi, les malaises se calment. Mais l'anorexie qui existe au matin persiste souvent pendant la journée et X... reste parfois vingt-quatre heures sans prendre d'aliment.

Au mois de décembre 1893, il fut atteint subitement d'ictère et ressentit en même temps de l'abattement et de l'inaptitude au travail. On le soumit à un traitement hygiénique. L'ictère diminua rapidement, sans toutefois disparaître complètement. Depuis ce temps, X... a conservé un teint jaune terreux.

Au mois de juillet 1894, il fit une cure à Vichy ; à ce moment, on lui trouva le foie congestionné. Le malade revint de Vichy amélioré, surtout pour ses phénomènes gastralgiques. Il restait toujours affaibli et avec l'intelligence moins active.

Au mois de mai 1895, il retourna à Vichy. La cure produisit un effet non moindre. Il eut, pendant cette période, des vomissements répétés qui le prenaient souvent au milieu des repas et revint chez lui plus fatigué encore.

C'est à ce moment que, pour la première fois, des phénomènes nerveux importants se remarquèrent chez le malade. Sa femme s'aperçut que, par instants, il marchait d'une façon particulière. Son corps était courbé littéralement, il était comme entraîné du côté droit par une impulsion involontaire. Bientôt un nouveau symptôme apparut. Le malade était au café, vers 5 heures du soir ,quand, subitement, il s'affaissa sur le sol sans qu'on puisse affirmer qu'il ait ou non perdu connaissance. Ramené chez lui, il resta couché pendant quelques jours, puis se rétablit en partie. Mais à partir de cet incident, il ne peut s'occuper de ses affaires, il devient plus apathique. Son caractère est un peu enfantin ; il commence à présenter des troubles de la parole et des mouvements de la face. C'est en cet état qu'il nous fut adressé par son médecin avec le diagnostic de paralysie générale. Ma première impression fut que le diagnostic était exact.

Les premiers phénomènes qui attiraient l'attention sur le malade se produisaient dans le domaine de la face ou de la langue. La face était animée de mouvements continuels. Le côté droit surtout était le siège des grimaces ; X... promenait continuellement la langue à l'intérieur des gencives, la suçait. L'ensemble de ses mouvements était incoordonné et avait quelque analogie avec les mouvements que l'on observe dans les cas accentués de la chorée de Sydenham. Il est à noter, d'autre part, que la face ni les lèvres n'étaient le siège de tremblements fribillaires et qu'il n'en existait pas non plus d'une façon marquée au niveau de la langue. Des mouvements de la langue résultaient les troubles de la parole qui, par quelques caractères se rapprochaient de celle de la chorée et surtout de la sclérose en plaques. Elle était embarrassée, traînante, saccadée, essentiellement difficile. Mais X... répondait à toutes les questions qu'on lui posait, de façon à démontrer que l'intelligence proprement dite n'était pas affectée, contrairement à l'impression que donnait, à première vue, l'aspect de la physionomie.

La marche était suivie, très rapidement, de fatigue. Parfois il existait une sorte d'impulsion latérale, dans laquelle le corps se penchait et se courbait du côté droit. Quand sa femme lui donnait le bras, elle éprouvait à ce moment la sensation que X... allait tomber du côté où il était entraîné.

Il n'existe aucun tremblement au niveau des mains. Les réflexes patellaires sont normaux.

Les réflexes pupillaires à la lumière et à l'accommodation ne sont pas modifiés. Il n'y a ni myosis, ni mydriase. La teinte du visage est terreuse, pigmentée, mélanodermique plutôt qu'ictérique. L'examen des organes abdominaux fait reconnaître un foie atrophié, la matité hépatique est de 6 à 7 centimètres sur la ligne mamelonnaire. La rate est augmentée de volume. Il n'existe pas d'ascite dans la cavité péritonéale.

Léger œdème des membres inférieurs.

Les bruits du cœur sont normaux. Pas de troubles de l'appareil respiratoire.

Les urines sont peu abondantes, 800 à 900 grammes, d'une teinte rouge acajou foncé. Leur analyse donne :

Urée	21,75
Acide urique.............	0,495
Acide phosphorique.....	2,54
Chlorure de sodium.....	10 grammes.
Glycose	Néant.
Pigments biliaires.......	Proportions très notables.
Albumine	Néant.
Urobiline	Proportions très notables.
Oxalate de chaux.........	Fréquents cristaux.

Placé en observation dans une maison de santé, X... fut soumis à un régime strict, composé uniquement de viandes blanches et de végétaux, de lait comme boisson et à une hydrothérapie modérée.

Il se maintint ainsi pendant plusieurs semaines. A ce moment, ayant reçu un jour, après son déjeuner, une visite qui le contraria, il fut subitement pris d'un malaise, de fièvre (39 degrés) et tomba en quelques instants dans un état sub-comateux constituant une sorte d'attaque apoplectique qui dura vingt-quatre heures. Quelque temps après cette crise, dont il s'était remis complètement, X... se plaignit de douleurs dans la région cervicale gauche. L'on constata l'existence d'une adénite liée peut-être à une légère ulcération de la gencive. Cette adénite se développa avec une très grande rapidité, atteignit le volume d'une pomme, devint fluctuante, et l'on dut inciser l'abcès.

Quelques heures après l'opération, il se déclara une hémorragie en nappes, partie des bords de la plaie et l'on eut beaucoup de peine à l'arrêter. Il en résulta une perte considérable de sang. A partir de ce moment, l'état du malade s'aggrava ; il se produisit rapidement de l'ascite. La diurèse diminua. L'œdème des membres inférieurs prit de grandes proportions, la température s'éleva à 40 degrés. Le malade mourut au bout de quelques jours avec tous les symptômes de l'ictère grave.

OBSERVATION

(Rémond et Voivenel : *Pseudo P. G. hépatique*).

T..., Albert, 45 ans.

Antécédents héréditaires. — Père rhumatisant, 77 ans. Mère bien portante, 66 ans.

Antécédents consanguins. — Un oncle hémiplégique ; un frère mort à 28 ans, tuberculeux; une sœur âgée de 41 ans, nerveuse.

Antécédents personnels. — A eu des convulsions à l'occasion de la première dentition. Au régiment, fièvre typhoïde pendant laquelle le malade a déliré et qui lui a valu une convalescence de trois mois ; à 20 ans, blennoragie qui l'inquiète beaucoup et le rend neurasthénique. Se marie à 32 ans, a deux enfants : un garçon, deux ans après son mariage ; une fille, sept ans après, tous deux bien portants et nés à terme normalement.

Voyageur de commerce, se fatigue beaucoup, ne prend aucune précaution pour sa nourriture et ne traite pas une constipation apparue quelques mois après sa fièvre typhoïde et qui le laisse plusieurs jours sans aller à la selle.

Consulte un médecin en 1904 parce qu'il a d'insupportables migraines et qu'il présente des digestions pénibles avec flatulence. On lui ordonne des laxatifs, un régime végétarien et une cure à Châtel-Guyon. Il fait cette cure, mais ne peut s'astreindre à un régime sévère, et, aimant beaucoup la viande, continue à en manger, à boire des vins généreux, à fumer et à se surmener.

Il maigrit, sent ses forces diminuer et vient consulter l'un de nous, en 1908, parce qu'il croit que « sa mémoire s'en va » et « qu'il devient ramolli ».

C'est un homme petit, pesant au moment de l'examen 83 kilos, ayant perdu 9 kilos depuis un an. Chauve, figure sillonnée de varicosités ; emphysémateux ; bruits du cœur légèrement assourdis ; le gros intestin distendu par des scybales ; les réflexes cutanés et tendineux, surtout les cutanés légèrement diminués ; le foie est gros, dépassant les fausses côtes de deux travers de doigts, douloureux à la percussion ; les conjonctives présentent du subictère, les urines foncées contiennent des pigments biliaires sans albumine et l'épreuve de la glycosurie alimentaire est positive ; langue bilieuse ; pouls à 64 ; au cœur, dédoublement du premier bruit ; inégalité pupillaire

OD > OG que le malade a constatée vers l'âge de 31 ans.

Nous ordonnons régime : eau de Vichy Hauterive ; antiseptiques intestinaux, lavements et laxatifs, mais le malade suit mal cette thérapeutique, continue à se surmener et à manger de la viande.

Nous le perdons de vue quelque temps, quand, en févrirer 1909, on nous fait appeler à son chevet « parce qu'il est devenu fou ». Nous le voyons au lit. Il présente du tremblement des mains et de la langue, tremblement fibrillaire et instable. Il a de la dysarthrie ataxique et ne peut prononcer les mots d'epreuve « inamovibilité », « inaliénabilité », sur lesquels il est d'ailleurs difficile de fixer son attention et dont il oublie parfois une ou deux syllabes. L'écriture est troublée, sinueuse et empâtée avec oubli de lettres et de mots.

Les réflexes à la lumière et à l'accommodation sont presque abolis. Les réflexes tendineux sont légèrement exagérés, les réflexes cutanés très diminués et le Babinski n'existe pas. La sensibilité générale est diminuée. Il n'y a pas de troubles vaso-moteurs.

Aucun des symptômes hépatiques ne s'est modifié et les urines contiennent des traces d'albumine.

Au point de vue psychique, le malade inquiète sa famille parce qu'il présente une agitation incohérente et gaspille à tout propos de l'argent. Il ne s'occupe plus de sa personne, ne prend plus soin ni de ses costumes ni de sa toilette. Il ne se souvient plus de ce qu'il a fait avant de tomber malade, mais il est conlent de lui, affirme qu'il faut le laisser sortir pour mener des affaires extraordinaires. Il présente des illusions visuelles et nous prend pour de grands commerçants qui venons quémander ses services.

Il a été impossible de découvrir le moindre signe de syphilis.

Devant la prépondérance des phénomènes toxi-infectieux, nous instituons une médication appropriée : régime lacté, une cuillerée à café d'huile de ricin chaque matin ; repos absolu au lit, bétol et charbon de Belloc, avec, chaque deux jours, une piqûre de 1 centimètre cube d'histogénol ; grands lavements froids.

Peu à peu, l'état général s'améliore ; les traces d'albumine disparaissent des urines, l'amnésie et la dysphagie diminuent, ainsi que le tremblement, et l'incohérence du sujet est moins marquée. Le malade mit quatre mois à revenir à l'état normal qui est, pour lui, un tempérament arthritique, avec constipation et maux de tête fréquents.

Aujourd'hui, il suit une hygiène assez rigoureuse, prend lavements et laxatifs et peut vaquer à des occupations moins actives que par le passé, mais qui l permettent cependant de gagner sa vie.

OBSERVATION

(Rémond et Voivenel : *Pseudo P. G. brightique*).

Ric... (Jacques), 52 ans. Rien de particulier dans son hérédité et dans sa descendance.

Artérioscléreux avec pression artérielle élevée (23 centimètres de mercure, au sphygmomanomètre de Potain), polyurie, hypertrophie cardiaque, dyspnée d'effort, céphalalgies et vertiges fréquents, cryesthésie, bourdonnements d'oreilles, pollakiurie, fatigue ; il a été toute sa vie un capricieux, un instable au point de vue mental, s'enthousiasmant et se déprimant facilement, sans rien cependant d'apparence pathologique. En novembre 1909 se plaint de vertiges et se frappe beaucoup parce qu'il perd la mémoire ; insomnie, cauchemars. Le 3 décembre et le 17 décembre, le malade présente la première fois, vers les 4 heures du matin, la deuxième fois vers minuit, une crise de délire onirique, au cours de laquelle, ayant des hallucinations visuelles pénibles, il se lève et court dans la pièce, en proie à une violente terreur. Puis s'établit un état de confusion mentale avec incohérence dans les idées et les paroles. Quand nous l'examinons, le malade présente de l'inégalité pupillaire, du tremblement, une parole bredouillante, une asthénie profonde et, au point de vue psychique, une sorte de contentement niais laissant percer par instant des idées de grandeur incohérentes. Dans les urines, on trouve des cylindres et 2 gr. 25 d'albumine par litre. Constipation extrême.

Le malade est traité par le régime lacté, les bouillons de céréales et de légumes, laxatifs, et son état s'est suffisamment amélioré pour qu'il n'existe plus aujourd'hui, chez ce brightique, que quelques vertiges et une certaine amnésie.

OBSERVATION

(Rémond et Voivenel : *Pseudo P. G. chez un bronchitique chronique*).

D... (François), 61 ans, propriétaire, sans hérédité vésanique ; atteint depuis dix ans environ de bronchite chronique et d'emphysème. Présente, en mars 1910, un syndrome paralytique apparu brusquement et rapidement guéri. Il se surmenait depuis six mois environ, pour mener à bonne fin une entreprise, dormant à peine six heures par nuit, voyageant beaucoup et ayant quitté son régime habituel pour manger dans les hôtels. Il dut rentrer chez lui en fin février, incapable de continuer ses efforts physiques et intellectuels, et, quand nous le vîmes, il présentait tous les signes de la paralysie générale : inégalité pupillaire, achoppement des syllabes, troubles calligraphiques et psychographiques, affaissement intellectuel marqué, avec amnésie et, par moment, crises d'excitation maniaque incohérente et de peu de durée. Le malade ayant eu la syphilis (bien traités d'ailleurs à 39 ans), nous instituâmes le traitement spécifique : 2 centigrammes de benzoate de mercure tous les jours. Au bout de vingt jours, l'état s'étant sensiblement aggravé, nous abandonnâmes ce traitement, nous contentant de mettre le malade au régime lacté, au repos absolu et faisant tous les deux jours une injection sous-cutanée d'histogenol. Ce régime, joint au repos au lit et à l'isolement, fit très rapidement (en trois semaines) disparaître absolument tous les signes, sauf un léger tremblement et l'inégalité pupillaire.

... Dans les maladies infectieuses on a signalé les *pseudo P. G. de la fièvre typhoïde* (Chédevergne-A. Voisin), *de la tuberculose, de la maladie du sommeil.*

La PARALYSIE GÉNÉRALE TUBERCULEUSE a été étudiée par Klippel, Bour, Charpenel, Anglade et Jacquin.

La tuberculose est ici généralement torpide et la P. G. n'apparait que fort tard, comme la P. G. syphilitique à la suite de la syphilis. On pourrait dire qu'elle est *paratuberculeuse* ; elle apparait d'autant plus facilement que le malade est un alcoolique et a présenté au cours de la tuberculose une infection surajoutée, comme la grippe par exemple.

OBSERVATION

Pseudo P. G. tuberculeuse. (CHARPENEL *in thèse, Lyon,* 1908).

B... (Eugène), 35 ans, brodeur, entré à l'asile le 19 avril 1907.

Mère morte à 38 ans dans un asile d'aliénés.

On ne peut avoir de renseignement bien précis sur l'enfance du malade.

D'après les renseignements fournis par la femme,

on sait qu'il toussait depuis une broncho-pneumonie qu'il avait contractée au régiment et à la suite de laquelle il aurait été réformé.

Crachait parfois quelques filets de sang.

Avait fréquemment la fièvre.

Aurait fait des excès alcooliques (absinthe), surtout avant son mariage.

Maux de tête assez fréquents, il y a trois ou quatre ans, durant parfois deux jours de suite et apparaissant à n'importe quelle heure. Disparus depuis deux ans. Deux enfants : aîné 7 ans, deuxième 5 ans, vivants, femme eut trois fausses couches postérieures aux grossesses.

Le malade nie la syphilis et n'a pas de cicatrice sur la verge. Sa femme ne lui a jamais vu d'éruption.

Troubles de la mémoire depuis deux ans.

Depuis huit mois, il ne trouve à s'occuper que d'une façon irrégulière ; son travail devient de plus en plus mauvais.

Vers la fin de mars 1906, violente période d'agitation ; le malade parle seul, se lève la nuit, a des hallucinations, essaie même une fois de se jeter par la fenêtre.

Peu après il est envoyé à l'Hôtel-Dieu, dans le service de M. Lépine, où il séjourne une quinzaine de jours et d'où on le dirige à Bron.

A son entrée à l'asile, le malade est très confus et complètement désorienté ; il sait, toutefois, venir de l'Hôtel-Dieu, où il était entré « pour faire soigner sa bronchite ». Le médecin l'a guéri en quatre jours ;

maintenant il va bien, il mange bien, on le nourrit bien ; toutes ces phrases sont dites d'une voix lente, monotone, traînante, parfois bredouillée et sont presque toujours suivies d'un gros rire de satisfaction niaise.

Il a 35 ans ; il est né en 1871. Nous sommes en 1889, puis se reprend pour dire en 1900. Ne se souvient plus s'il est marié, mais sait avoir deux enfants. En somme pas d'idées délirantes : euphorie niaise, grosse déchéance intellectuelle.

Au point de vue somatique, le malade paraît très débilité ; teint pâle, décoloration des muqueuses, amaigrissement notable.

Quintes de toux assez fréquentes.

Légère parésie faciale gauche ; quelques spasmes à droite. Machonnement.

Mouvement en trombone de la langue, dont la pointe se dévie légèrement à gauche.

Pupilles : Inégales G > D, paresseuses à lumière et accommodation.

Léger tremblement des extrémités digitales.

Réflexes rotuliens exagérés.

Force musculaire diminuée, paraît moindre à gauche.

Poumons : Submatité aux deux sommets ; expiration prolongée, particulièrement à droite.

Râles ronflants et sibilants dans toute la poitrine.

Pas de troubles notoires du côté des appareils circulatoire et digestif.

20 juillet. — Malade est dans la démence complète, répète pendant des heures entières les mêmes mots, les mêmes membres de phrase.

Pleure et rit sous les prétextes les plus futiles. Se cachectise de jour en jour. Mort le 23 août.

A l'autopsie : Adhérence des plèvres, tubercules. Lésions macrocospiques de la paralysie générale.

OBSERVATION

Pseudo P. G. tuberculeuse. (Résumé in thèse BOUR, Paris 1903).

D..., 34 ans, ciseleur ; décès 22 juin 1903 : grands abus d'alcool autrefois, rhum et absinthe surtout. Ne boit plus depuis deux ans et demi.

A 20 ans, bronchite de longue durée de nature tuberculeuse. A 27 ans, pleurésie gauche (diagnostic exact, on a fait une ponction positive) ; atteint depuis trois ans d'une bronchite tuberculeuse ; il avait cessé tout travail faute de forces.

Sujet à des attaques convulsives depuis l'âge de 20 ans, qui survenaient à l'occasion d'excès alcooliques, et parfois aussi de contrariétés ou sous l'influence d'autres causes morales.

Sujet également aux migraines dont il souffre fréquemment depuis longtemps et encore aujourd'hui. Ces migraines sont parfois suivies de vomissements. Eut un accès de délire qui dura trois semaines, il y a cinq ans, au cours duquel il eut des idées de grandeur et commit des actes irréfléchis. Sa parole n'était pas embarrassée, buvait beaucoup, ne dormait pas, ne s'est jamais souvenu de cette période délirante.

Depuis un an, changement de caractère, affaiblissement de la mémoire, somnolence fréquente.

Quelques jours avant le dimanche de la Pentecôte (31 mars 1903), il sentit « sa tête lourde », il lui semblait qu'elle allait entraîner son corps en avant, il avait de la céphalée, de l'inappétence, de l'insomnie.

Le dimanche de la Pentecôte, il dit à plusieurs reprises qu'il voulait en finir, qu'il ne voulait plus être à charge à sa famille. Tentatives réitérées de suicide le lendemain. Il avait des hallucinations, voyait des gendarmes qui venaient le chercher, reconnaissait dans la cour des camarades qui se poussaient les uns les autres pour le voir emmener par la force publique.

On ne sait s'il avait ce jour-là des excès de boissons.

Le lendemain, on le transporta à l'hôpital, où la nuit il se leva, fit du bruit. On le dirigea à Sainte-Anne, enfin à Villejuif.

6 juin 1903. — Certificat médical : Est atteint de troubles mentaux (méningo-encéphalite chronique) et empêche le repos des malades : son état nécessiterait son entrée dans un établissement spécial. Dr Jacquet.

7 juin 1903. — Certificat immédiat : Est atteint d'hypocondrie ; pupilles resserrées et inégales ; accrocs de la parole. Début probable de P. G. Dr Magnan.

11 juin 1903. — Certificat imédiat : Affaiblissement des facultés intellectuelles. Mutisme, gâtisme. Dr H. Colin.

A ce moment, il était impossible de tirer le moindre renseignement du malade ; il n'avait pas d'inégalité pupillaire ; état cachectique.

12, 13, 14 juin. — Attaques épileptiques ; à la suite de ces attaques, il a été possible de causer avec le malade. Pas d'embarras de la parole, pas d'inégalité pupilaire. Meurt le 22 juin au cours d'une attaque.

Autopsie. — Poumons : Les deux tiers adhérents. Poumon droit : caverne volumineuse remplie de pus au sommet.

Poumon gauche : pas de caverne, mais noyaux tuberculeux multiples.

Cerveau : adhérence des méninges, surtout à droite, sur le lobe frontal et à la partie supérieure de la pariétale ascendante.

Mêmes lésions à gauche avec localisations identiques mais moins prononcées.

Examen histologique. — La leucocytose est évidente dans les capillaires de l'encéphale.

Les petits vaisseaux sont remplis de leucocytes, serrés les uns contre les autres, mais on ne relève pas de diapédèse notable, quelques légions dégénératives des cellules cérébrales.

La *paralysie générale de la maladie du sommeil* est celle qui affecte le maximum de ressemblance avec la P. G. de nature parasyphilitique, et dans leur remarquable étude parue dans les numéros de l'*Encéphale* de juin et août 1910, sur les Troubles psychiques de la maladie du sommeil, MM. Gustave Martin et Ringenbach trouvant comme déjà MM. Franca et Marck Athias, Spielmeyer des lésions histopathologiques absolument analogues à celles de la P. G. classique insistent tout particulièrement sur les rapports des deux maladies.

C'est qu'en effet le treponema pallidum de Schaudinn et le trypanosome sont proches parents, et leur action sur la méningo-corticalité identique. « Ici et là, écrivent Martin et Ringenbach, le symptôme psychique essentiel et fondamental est l'affaiblissement intellectuel progressif. Il ne fait jamais défaut ; la diminution de la mémoire est évidente et l'amnésie, aussi bien des faits récents que des faits anciens, est caractéristique. »

« Dans l'une et dans l'autre affection, l'attention, la réflexion, la volonté s'émoussent de plus en plus, et nous retrouvons la même inconscience, la même indifférence, et malgré les moments d'excitation, les variations d'humeur, la même passivité.

« Nous avons décrit, ajoutent-ils, chez nos trypanosomés des états maniaques avec délire des grandeurs, des états mélancoliques, de la folie à double forme, de la confusion mentale avec délire onirique, stupidité et état catatonique, des hallucinations, des impulsions. Tous ces types de syndromes s'observent également dans la P. G. avec les mêmes caractères communs d'absurdité, de mobilité, de contradiction, d'incohérence. »

Pour Martin et Ringebach, la paralysie générale trypanosomiasique est aussi « post-infectieuse, post-toxique, paratoxique ».

Enfin, il nous reste à voir *la paralysie générale traumatique* remarquablement étudiée par Charles Vallon dès 1882 (1), les conclusions de cet auteur restant encore debout, comme il ressort de la lecture des études récentes de Froissart (Thèse Paris 1909) et de Barrère (Thèse Toulouse 1910) (2).

Il ressort des recherches de Vallon que :

Les traumatismes du crâne avec ou sans fracture des os et blessure du cerveau peuvent produire la paralysie générale, « en dehors même de toute prédisposition personnelle ».

La paralysie générale peut débuter peu de jours après l'accident, mais le plus souvent elle n'apparait qu'après un assez long intervalle de temps (des mois et même des années).

(1) Ch. Vallon : *De la P. G. et du traumatisme*, 1882, p. 103.
(2) Voir le rapport de Brissaud au Congrès de Lille 1906.

Elle n'a pas une forme clinique spéciale et rien ne permet ,à première vue, de la différencier. Le traumatisme possède le rôle de cause déterminante chez les sujets prédisposés ; chez les malades déjà paralytiques, il hâte l'évolution de la maladie.

OBSERVATION

(*Annales Méd. psycholog.*, novembre-décembre 1906).

Un cas de paralysie générale pouvant être considéré comme étant d'origine traumatique,

Par M. G. Collet, interne des Asiles de la Seine.

Le malade M..., est entré à l'asile de Vaucluse, dans le service de M. Vigouroux, le 11 novembre 1905.

Il avait été reçu à l'infirmerie spéciale du Dépôt, le 30 octobre, et renvoyé à l'Asile-Clinique avec un certificat de M. de Clérambault, établissant le diagnostic de paralysie générale et mentionnant l'euphorie, la mégalomanie, des violences, des actes dangereux, des menaces faites par le malade de jeter sa femme par la fenêtre, l'embarras de la parole, l'exagération des réflexes rotuliens. Le certificat de M. Magnan porte : Paralysie générale avec des idées ambitieuses et de persécution ; hésitation de la parole ; inégalité pupillire.

M... était un homme de haute taille (1 m. 77), âgé

de 36 ans, robuste, à physionomie intelligente. Il était chargé des fonctions de surveillant de travaux dans les chantiers du Métropolitain.

A son entrée à l'asile de Vaucluse, et dans les quelques jours qui suivirent, il resta calme. Il répondait très docilement à nos questions. Ses propos exprimaient la satisfaction de soi et des idées de grandeur : il parlait de ses mérites de bon travailleur, de ses talents de mécanicien ; il disait avoir fait dse études pour Paris-port-de-mer ; il nous entretenait d'un projet de chemin de fer électrique dont l'exécution, prétendait-il, lui était confiée. Sa mémoire ne paraissait pas diminuée.

Le malade présentait les signes somatiques de la paralysie générale. Il avait de l'inégalité pupillaire, la pupille droite était dilatée ; mais les réflexes pupillaires à la lumière et à l'accommodation, étaient conservés .Le tremblement des muscles de la face était fort marqué. Le malade avait un embarras de la parole manifeste. Les réflexes tendineux étaient exagérés en outre, on put provoquer, pendant les premiers jours seulement, de la trépidation épileptoïde ; mais l'excitation de la plante du pied mettait les orteils en flexion. Une ponction lombaire, faite le 24 novembre montra une lymphocytose abondante et confirma le diagnostic de paralysie générale.

M... était marié depuis sept ans. Sa femme est une personne intelligente ; elle nous a fourni des renseignements assez détaillés sur les antécédents et sur le caractère de notre malade, et nous a raconté d'une façon très précise l'histoire du malade durant les sept années qu'elle a vécu avec lui.

Le père du malade, âgé de 72 ans, et sa mère, âgée de 70 ans, sont encore en bonne santé. Ils n'ont eu que deux enfants : le malade et une fille qui est morte en bas-âge, par suite d'un accident.

M... n'a jamais eu de maladie grave. Il a fait trois ans de service militaire dans l'artillerie. Il a travaillé aux écritures dans des usines métalliques et a été surveillant de travaux sur des lignes de chemin de fer. Il est venu habiter Paris à la fin de l'année 1903. Comme surveillant de travaux, il était occupé de sept heures du matin à cinq heures du soir. A la fin de chaque mois, il se trouvait obligé de faire sa comptabilité et ce surcroît de travail lui imposait un certain surmenage.

M... a toujours eu un bon caractère. Il était très affectueux et très dévoué pour sa femme, souvent malade, atteinte d'une néphroptose douloureuse, et pour sa petite fille, âgée de 6 ans. Il menait une vie très régulière ; il était sobre, ne prenait qu'un peu de vin aux repas, ne fumait pas, n'allait jamais au café, passait chez lui le temps que lui laissait son travail. Il était d'humeur égale, gai, sociable, actif, ambitieux ; mais il se montrait assez émotif, il pleurait facilement.

Dans l'interrogatoire de la femme du malade, non plus que dans l'interrogatoire et dans l'examen de celui-ci, nous n'avons rien trouvé qui pût faire soupçonner une syphilis antérieure chez M... Mais nous avons appris que notre malade avait subi un traumatisme crânien très grave, sept ans avant de présenter les troubles cérébraux qui avaient fait porter le diagnostic de paralysie générale.

M..., se trouvant à bicyclette et rentrant un soir à son domicile, rencontra sur la route un autre bicycliste, venant en sens inverse, auquel il se heurta. Les deux hommes reçurent chacun sur la tête, de la tête de l'autre, un choc très violent et furent précipités sur le sol. Le choc reçu par M... avait porté exactement sur la ligne médiane, à la partie inférieure du front ; en effet, un insigne en métal que le cycliste portait agrafé à sa casquette, s'était imprimé dans la peau de notre malade, entre ses deux sourcils. M... perdit connaissance pendant un temps dont il est difficile d'exprimer la durée. Puis, il put se relever et rentrer chez lui. Le lendemain, il présentait une vaste ecchymose, couvrant toute la face et s'étendant jusqu'au-delà des oreilles. Cependant, il reprit son travail quelques jours après ; mais il fut obligé de l'interrompre fréquemment, à cause de violents maux de tête.

Deux mois et demi après cet accident, M... éprouva pour la première fois un trouble qui depuis se répéta assez fréquemment ; il eut une perte de connaissance subite, avec chute. Dans la suite, à un mois, deux mois ou trois mois d'intervalle, il présenta ce même trouble. Le phénomène ne s'annonçait en aucune façon ; il survenait brusquement, lorsque notre malade était à son travail, surtout lorsqu'il était occupé dans une salle surchauffée ; M... perdait connaissance et tombait ; il revenait à lui seulement au bout de vingt ou trente minutes : il ne se remettait pas à son travail, mais on le conduisait à son domicile ; il gardait le repos jusqu'au lendemain. Il n'a jamais eu de convulsions.

Il est assez difficile d'identifier le phénomène que nous venons de décrire, d'après les renseignements fournis par la femme du malade. Ce trouble rappelle, à la fois, le vertige et l'ictus apoplectiforme. Cependant, il est bien évident qu'on doit le considérer comme un symptôme d'origine cérébrale.

Ces vertiges ou ces ictus se reproduisirent donc pendant sept ans. En même temps, le malade accusait des céphalalgies fréquentes et il avait parfois de l'insomnie. Puis, au mois d'octobre 1903, les symptômes caractéristiques de la paralysie générale débutèrent brusquement chez M... ; sans prodromes, sans troubles prémonitoires de l'humeur ni du caractère, sans qu'il eut présenté jusque-là aucune altération apparente de sa mémoire ni de son intelligence.

La femme du malade avait quitté Paris, dans les premiers jours du mois d'octobre, pour se rendre, avec sa fillette, chez ses parents, qui habitent un département de l'Est. Elle nous a affirmé que, jusqu'alors, elle n'avait rien remarqué d'anormal chez son mari. D'autre part, à ce moment, au dire du patron qui employait M..., celui-ci remplissait encore très correctement ses fonctions. Or, après le départ de sa femme, notre malade se mit à commettre des extravagances, puis il partit pour aller la rejoindre, vers le

20 octobre. Il arriva chez ses beaux-parents en tenant des propos absurdes, disant qu'il venait pour construire des chemins de fer électriques, pour faire des consolidations sur toutes les maisons. Il se prétendait capable de fabriquer tous les objets qui se trouvaient sous ses yeux. Il disait avoir 200,000 francs déposés à la Caisse des Dépôts et Consignations. Il promettait des cadeaux à tout le monde.

La femme du malade le ramena à Paris. Elle s'aperçut que, pendant son absence, celui-ci avait dépensé une grosse somme en achat d'outils et de matériaux qu'il se proposait d'employer à ses futures entreprises. Il avait passé des nuits à exécuter des dessins en vue de ces projets.

Revenu à Paris, M... devint plus exalté. Il ne dormait pas. Il continuait à faire des achats inconsidérés. Il menaçait sa femme, l'obligeait à prendre les potions qu'on avait fait préparer pour lui. Le 30 octobre, il fut conduit à l'infirmerie spéciale.

A l'Asile de Vaucluse, cette paralysie générale, qui avait débuté si subitement, évolua avec une rapidité remarquable. Quelques jours après son entrée, M... s'excita. Il resta toujours exalté, turbulent, très loquace, tout à fait incohérent et absurde dans ses propos et dans ses actes. Il mettait son lit en désordre, quittait sa chemise, se frottait le cuir chevelu et les membres avec sa main mouillée de salive, au point de s'excorier : il prit de la lymphangite et des furoncles plusieurs fois. Il se disait général en chef, faisait des commandements militaires, prétendait avoir reçu dix balles dans la peau, en 1870. Il provoquait et menaçait les infirmiers ; il injuriait les malades, les traitant de « tas d'idiots, bougres de c..., bande de pégès, etc. ». Il était malpropre et galeux, son état général, qui était assez bon au début, s'altéra rapidement : le malade s'amaigrit beaucoup. Il succomba le 9 février 1906, après avoir eu plusieurs attaques convulsives.

Ainsi notre malade, qui était entré, pour ainsi dire, d'emblée dans la période d'état de la paralysie générale, arriva en quatre mois au terme de sa maladie. Il est vrai que ce n'est point la progression des lésions encéphaliques qui détermina la mort mais une maladie intercurrente, comme on put le constater à l'autopsie.

Autopsie. — L'autopsie faite le 11 février 1906, trente-sept heures après le décès, fit découvrir des poumons très congestionnés, avec des fausses membranes fibrineuses et un peu de liquide dans les deux plèvres. L'affection pleuro-pulmonaire ainsi caractérisée, était évidemment responsable de la mort.

Le péricarde contenait un peu de liquide citrin. Le cœur était normal, l'aorte absolument saine.

Dans l'abdomen, on trouva des adhérences de l'épiploon à la paroi, au-dessous de la rate, et des adhérences de la rate à la paroi. Le foie était congestionné. Les reins paraissaient sains.

Après avoir enlevé l'encéphale de la cavité crânienne, on aperçut sur l'apophyse basilaire de l'occipital, une petite crête osseuse, disposée exactement sur la ligne médiane, s'étendant au-dessous de la lame quadrilatère du sphénoïde, sur une longueur de 3 centimètres.

Cette petite exostose était large de 1 à 2 millimètres, haute de 3 millimètres au niveau des points les plus élevés. Son sommet rugueux, crénelé, formait une série de petites pointes mousses. Sa surface, revêtue de la dure-mère, était lisse.

L'encéphale pesait 1,400 grammes. La pie-mère était légèrement épaissie et lactescente, un peu congestionnée. Les adhérences au cortex étaient assez marquées. Enfin, une particularité attirait l'attention : les granulaions épendymaires étaient extrêmement nombreuses, cohérentes, volumineuses, très saillante dans les quatre ventricules. On ne pouvait s'empêcher de trouver un contraste manifeste entre la surface de l'encéphale, où les lésions microscopiques étaient peu apparentes, et la paroi des ventricules où les lésions épendimaires paraissaient aussi importantes que celles qu'on voit sur les cerveaux de paralytiques généraux qui ont évolué lentement et sont morts à la période terminale de leur encéphalopathie.

Le cervelet présentait une petite lésion sur la face postérieure de son lobe droit ; c'était une petite plaque déprimée, de l'étendue d'une lentille, dure au toucher, de coloration blanchâtre sur une coupe.

Les artères de l'encéphale ne montraient pas d'altération visible à l'œil nu.

Examen histologique. — L'examen des préparations qu'a bien voulu faire mon maître, M. Vigouroux, permet de constater les détails suivants :

Les méninges sont peu épaissies, peu fibreuses mais la périvascularite y est très intense. La périvascularite est également très marquée dans le cerveau, surtout dans le cortex et les noyaux centraux. Mais on ne trouve nulle part d'endartérite.

Les lésions cellulaires dans le cortex sont peu accentuées. Les fibres tangentielles de Tuczek ont disparu.

La membrane épendymaire, dans les quatre ventricules, est très notablement épaissie ; son stroma est très dense ; son revêtement épithélial présente de nombreuses granulations.

A la face inférieure de la protubérance, qui reposait sur l'exostose que nous avons décrite plus haut, la pie-mère est assez épaissie et ses vaisseaux présentent une périvascularite intense.

La lésion cérébelleuse, prise pour un petit ramollissement, à l'examen macroscopique, a des caractères très particuliers. Elle n'est point comparable aux lésions du cortex déterminées par l'ischémie.

Cette lésion intéresse deux lames cérébelleuses. Elle a été colorée à l'hématoxyline-éosine. La pie-mère qui revêt les deux lames est très épaissie, fibreuse, et infiltrée de cellules rondes, alors que celle qui recouvre les parties voisines est restée mince. C'est cet épaississement de la méninge qui rendait la lésion dure au toucher. Les vaisseaux ne présentent qu'une légère inflammation et sont perméables. Dans la zone qu'occupent les cellules de Purkinje à l'état normal, on ne voit plus aucun corps cellulaire. La couche des grains, comparée à celle des lames voisines, paraît extrêmement pauvre en éléments cellulaires ; les grains sont répartis très irrégulièrement, et sont même très rares en plusieurs endroits, mais ils sont tous très bien colorés. La couche moléculaire contient des corpuscules hyalins, de grosseur variable, en assez grand nombre. L'axe blanc est aussi rempli de corpuscules hyalins. Au Weigert-Pal, on constate que les fibres sont très réduites en nombre. En somme, l'écorce cérébelleuse se trouve conservée dans sa forme et dans une partie de ses éléments, mais une autre partie, et la plus considérable, de ses éléments, cellules et fibres, a disparu complètement.

— On peut rapprocher de la P. G. traumatique les cas de *paralysie générale consécutive à l'électrocution* qui ont été observés depuis quelques années et auxquels le professeur Joffroy a consacré la dernière leçon de sa vie (voir *Encéphale*, décembre 1908). Il y a, en effet, des foyers microscopiques d'hémorragies capillaires autour desquels la substance nerveuse est comme refoulée et déchirée.

Les autopsies des criminels de New-York électrocutés ont montré des hémorragies disséminées dans les centres nerveux et plus particulièrement dans le quatrième ventricule. (L. Robinovitch.)

Adam (1) a publié l'observation d'un homme de 34 ans, n'ayant pas contracté la syphilis, ayant un aliéné dans sa famille qui, touché par un courant alternatif diphasé, d'une tension de 10,000 volts et d'une intensité de 200 ampères, vit au bout d'un an sa mémoire diminuer, présenta de la dysphasie, puis une attaque de paralysie, ensuite le tableau complet de la P. G. et enfin à l'autopsie les légions de la P. G.

Dans un cas d'Eulenburg (2) le syndrome paralytique apparaît six mois après l'électrocution.

Il faut encore citer deux cas de Jellinek et un cas peu démonstratif de Abadie et Grenier de Cardenal (1).

Le professeur Joffroy présenta une nouvelle observation à la Société de Psychiatrie, dans la séance du 10 novembre 1908. Son malade, à hérédité vésanique, eut un état démentiel avec syndrome tabéto-paralytique incomplet.

Le professeur Joffroy écrit : « Anatomiquement on doit admettre des lésions diffuses de l'encéphale, foyers de nécrobiose cellulaire et d'hémorragies capillaires produites par l'électrocution et ayant déterminé des scléroses secondaires à marche lentement pro-

(1) Adam : P. G. et courant de haute tension. *Soc. de méd. int.* de Berlin, 1907.

(2) Eulenburg : *Berliner Klin. Wochensch*, 1905, p. 30.

(1) Abadie et Grenier de Cardenal : Paralysie générale ayant apparu après une commotion électrique. *Soc. d'anat. et de physiol. de Bordeaux*, 28 nov. 1904.

gressive et envahissante. La dissémination des lésions corticales rend compte du syndrome paralytique observé, de même que dans d'autres cas la localisation élective du processus scléreux peut aboutir à l'installation du syndrome de la sclérose en plaques. Quant aux poussées subaiguës constatées dans la marche de l'affection, on peut les expliquer par une recrudescence du processus inflammatoire, sous l'influence d'infections surajoutées et épisodiques telles qu'une grippe, réalisant le processus méningitique discontinu de la méningo-encéphalite diffuse progressive.

De sorte que nous plaçons cette observation à la suite des cas de P. G., déjà publiés par Kurella, Adam, Eulenburg et Jellineck.

Nous appuyons notre diagnostic sur l'existence des signes classiques de la P. G. progressive, inégalité pupillaire, atrophie tabétique des pupilles, troubles légers de la parole, lymphocytose du liquide céphalo-rachidien, ictus apoplectiformes, rémission et enfin, démence progressive. »

CONCLUSIONS

L'auteur qui a le mieux étudié la paralysie générale, Klippel, écrit : « Les paralysies générales commencent et finissent là où commence et où finit le syndrome paralytique. »

Il semble que c'est là la vérité. Il n'y a pas plus une P. G. qu'il n'y a une Epilepsie. De même que pour cette dernière les causes sont variées, de même pour la P. G. l'étiologie est diverse, et ce que l'on appelle pseudo-paralysie générale appartient d'autant mieux au *syndrome paralytique* que tous les signes qui caractérisent ce dernier se retrouvent. Evidemment on voit souvent le diagnostic, d'abord porté : pseudo-paralysie générale se redresser et être remplacé par celui, soit d'une encéphalopathie infectieuse, soit d'une crise subaiguë, avec agitation ou dépression, troubles délirants, provoqués chez un dégénéré par un choc cérébral quelconque (Dupré), soit d'une affection organique de l'encéphale (méningite ; syphilome diffus) mais très souvent il est absolument impossible, malgré la ponction lombaire, malgré le Wassermann, malgré le Noguchi, de trouver un signe différentiel entre une paralysie générale vraie et incurable et une pseudo-paralysie générale guérissable.

Dupré, lui-même, qui admet une différence nette entre la pseudo-paralysie générale et la paralysie générale reconnaît qu'à des *processus anatomiques analogues répondent des syndromes cliniques similaires.* « Lorsque certaines encéphalopathies parasitaires, alcooliques, syphilitiques, athéromateuses, simulent de très près, par leurs caractères et leur durée, la paralysie générale, elles n'arrivent à confondre leur expression symptomatique avec celle de la démence paralytique qu'en déterminant dans l'écorce un ensemble de lésions destructives diffuses, semblables, dans leurs conséquences et leur évolution, aux altérations anatomo-pathologiques de la paralysie générale. A des processus anatomiques analogues répondent des syndromes cliniques similaires. » (1).

En nous en tenant surtout au point de vue clinique — de l'avis de beaucoup d'auteurs, le plus important — nous devons, en pathologie nerveuse, nous souvenir de cette grande loi que : c'est la localisation qui commande les symptômes. Ici, c'est la diffusion — quelle que soit la nature des lésions — c'est la méningo-encéphalite totale qui commande tout.

« De la nature des lésions dépendront surtout le pronostic et l'existence des signes cliniques adjacents

(1) DUPRÉ : Article P. G. in *Traité de Pathologie ment.* G. Ballet.

qui permettront d'attribuer à sa vraie cause le syndrome paralytique. » (Rémond et Voivenel.)

L'échelle de gravité des différentes paralysies générales se voit fort nettement et sert aussi à établir l'unité du syndrome paralytique.

Dans la *paralysie générale galopante*, où Klippel montra l'existence des lésions diffuses de méningo-encéphalite la mort arrive rapidement parce qu'il y a une véritable septicémie. « Cet état infectieux aigu donne à la méningo-encéphalite une évolution trop aiguë pour qu'elle puisse se traduire par l'état démentiel. Il y a ici délire parce que l'écorce n'est pas suffisamment détruite. La mort relève de l'infection. » (Rémond et Voivenel.)

Dans la *paralysie générale progressive typique d'origine spécifique* on assiste à une évolution progressive parce que, même si le spirochète n'existe plus, son action dystrophique puissante persiste. Cette action se fait sentir sur l'organe de moindre résistance, c'est-à-dire ici sur le système nerveux central, le P. G. étant d'ordinaire un héréditaire nerveux. Si l'état toxi-infectieux et la prédisposition sont au maximum la maladie évolue en quelques mois, dans le cas contraire on a une paralysie générale à longue évolution comme le cas d'Arnaud et Vallon qui, en 1908, durait depuis vingt-deux ans, ou encore une paralysie générale qui guérit. (Schofer.)

La *paralysie générale syphilitique* (Mairet) est une forme où les lésions moins diffuses se traduisent par une démence moins marquée et où l'irrégularité même des lésions ajoute à la symptomatologie des ptosies, des paralysies parcellaires.

« Si cette paralyie générale a une marche plutôt régressive (Régis), n'est-ce pas parce que, étant liée à une manifestation syphilitique en activité, n'étant pas encore parasyphilitique, elle est encore, plus sous la dépendance de l'état infectieux (plus facilement curable) de la syphilis que de son état dyscrasique ? » (Rémond et Voivenel.)

La *paralysie générale arthritique ou athéromasie cérébrale* de Klippel (1) présente aussi la diffusion des lésions. Elle est due à la généralisation de l'athérome sur les capillaires de l'écorce et se distingue de la démence sénile de Marcé par l'absence de foyers de ramollissement. « Le tableau clinique de la paralysie générale est présent et il est d'autant plus complet que la maladie évolue avant la vieillesse. » (Klippel) (2).

La *diffusioin* des lésions crée aussi le syndrome paralytique.

La *nature* des lésions lui donne ses particularités.

D'abord, pronostic sombre. Ensuite, apparition du syndrome paralytique après cinquante ans, signes de l'artério-sclérose, ictus plus fréquents.

Le diagnostic avec les démences est ici fort délicat

(1) Klippel : De la pseudo-paralysie générale arthritique. *Revue de médecine*, t. XII, 1892. — La pseudo-paralysie générale arthritique. *Revue de psychiatrie*, décembre 1899. — Cosso : *Thèse de Paris*, 1899.

(2) Klippel : Les paralysies générales progressives, *loc cit.*, p. 10.

d'autant plus que les foyers de ramollissement sont d'autant plus fréquents que ne l'avait d'abord dit Klippel (P. Marie) (1).

Ce sont, dit Cullerre (2), « des cas douteux, difficiles à classer, qui flottent entre la paralysie générale classique et les diverses démences».

Il est facile d'entrevoir que l'athéromasie pourra nous donner avec ses lésions particulières surajoutées à celles des capillaires cérébraux des formes atypiques de paralysie générale comme la forme hémiplégique, la forme aphasique que l'on peut trouver aussi dans la paralysie générale inflammatoire classique (voir Thèse de Mlle Pascal. Paris, 1900).

Dans les *paralysies générales saturnine, hépatique, diabétique, néoritique*, la cause étant une intoxication, le syndrome paralytique peut disparaître avec l'intoxication.

L'existence de la *paralysie générale traumatique* et de la *P. G. consécutive à l'électrocution* qui lui ressemble singulièrement ne saurait être mise en doute.

Enfin, il faut signaler la *paralysie générale consécutive à la maladie du sommeil*, que l'étiologie et la pathogénie rapprochent tant de la P. G. parasyphilitique.

(1) P. MARIE : Congrès international de Paris 1900. Section de neurol.

(2) CULLERRE : De la démence paralytique dans ses rapports avec l'athérome artériel et le ramollissement jaune. *Annales méd. psych.*, 1882.

Si nous notons, en dernier lieu, la *P. G. alcoolique* si fréquemment guérissable, nous voyons combien la graduation est insensible entre les diverses variétés de P. G. — A un bout est la paralysie galopante de Beau et Trélat, au milieu la paralysie générale classique de Calmeil et Bayle, à l'autre bout la paralysie générale régressive de Régis et le syndrome paralytique fugace de Klippel.

La classification histologique de Klippel nous permet de comprendre l'unité de ce syndrome et la différence de pronostic.

Il décrit :

1° La *P. G. inflammatoire primitive* ou type classique de Bayle parasyphilitique ;

2° Les *P. G. secondaires ou associées* à d'autres lésions sur lesquelles vient se greffer souvent le processus inflammatoire de la forme précédente.

3° Les *P. G. dégénératives et parfois à lésions spécifiques* sous-diapédèse, caractérisées par des dégénérescences diffuses à caractères spécifiques ; parmi ces paralysies générales, il faut citer la pseudo-paralysie générale alcoolique, les pseudo-paralysies générales névritiques, la pseudo-paralysie générale arthritique.

Cette classification, loin de détruire l'unité clinique du syndrome paralytique la renforce, car, ici — comme dans les études cliniques de la P. G. — toutes les transitions se trouvent; les lésions dégénératives favorisent l'apparition des lésions inflammatoires et l'on passe très facilement du groupe II ou III de Klippel au groupe I.

Nous ne saurions mieux faire que de citer la conclusion de notre maître, le professeur Rémond (de Metz) et de son élève Voivenel.

« En réalité, la paralysie générale est une variété de démence s'accompagnant de troubles somatiques particuliers, et la vieille dénomination de démence paralytique est excellente.

Si le diagnostic est si difficile parfois entre une démence sénile et une paralysie générale athéromateuse, par exemple, c'est qu'en réalité il n'y a pas de différence de nature. Il y a simplement différence de degré. Si la démence paralytique est plus globale, c'est parce que les lésions sont plus diffuses. Entre la démence sénile légère due à quelques légers foyers de ramollissement, la démence sénile plus marquée due à l'état criblé de l'écorce cérébrale décrit par Durand-Fardel et aux nombreux « foyers de désintégration lacunaire » étudiés par Pierre-Marie, et la démence paralytique, la transition est insensible.

Ce qui fait le syndrome paralytique, c'est la diffusion des lésions, et ce n'est que cette diffusion en vertu de cette loi primordiale de neuropathologie que « les symptômes des maladies de l'encéphale sont moins déterminés par la nature des lésions que par leur localisation ».

C'est ce que pensait l'un de nous (1) lorsqu'il classa

(1) Rémond : *Précis de maladies mentales*. Paris, 1904 ; 2e édition, 1909.

les maladies mentales en polio-encéphalites, leuco-encéphalites et encéphalites totales.

Le syndrome paralytique appartient à ce dernier groupe.

Comme dans toutes les maladies mentales acquises (sauf dans la paralysie générale d'origine électrique et dans la paralysie générale d'origine traumatique), l'intoxication — toxi- intoxication, auto-intoxication, exo-intoxication — paraît jouer le plus grand rôle et le pronostic paraît dépendre avant tout de la puissance de la durée de cette intoxication.

Dans la paralysie générale galopante, la toxi-infection est généralisée, il y a septicémie, la mort s'en suit et le malade délire parce qu'il n'a pas eu le temps de devenir un dément. C'est en ce sens qu'on peut l'appeler un délire infectieux plutôt qu'une paralysie générale.

Dans la paralysie générale classique, la toxi-infection, pour être moins aiguë, n'en est pas moins grave.

Les troubles dystrophiques dus à la syphilis sont au moins aussi importants que ses troubles infectieux, et le traitement spécifique ne peut les enrayer.

Dans les pseudo-paralysies générales, l'alcool, le plomb, l'athéromasie, jouent vis-à-vis du cerveau le rôle de cause déterminante — car, malgré que la paralysie générale soit une psychose acquise, la [illegible]-lité cérébrale transmise ou non par les parents joue un très grand rôle dans son éclosion — et c'est une intoxication qui est la cause occasionnelle.

C'est parce que cette intoxication est souvent facile à faire disparaître que le syndrome paralytique, apparu brusquement comme elle, s'évanouit avec elle, toujours prêt à revenir sur une écorce diminuée de valeur. »

BIBLIOGRAPHIE

Gilbert BALLET. — *Pathol. ment.* Article de Dupré.

RÉMOND (de Metz). — *Maladies mentales.*

RÉGIS. — *Précis de Psychiatrie.*

Rogues de FURSAC. — *Psychiatrie.*

MARCHAND. — *Manuel de médecine mentale.*

JOFFROY et MIGNOT. — *La Paralysie générale*, Doin, 1910.

ADAM. — *Un cas de P. G. due à électrocution. Allg. Zeitschrift für Psychiatrie.*

ALZHEIMER. — *P. G. atypiques. Psych. neurolog. Wochenschrift*, 1901.

ANGLADE. — P. G. et tuberculose. *Gaz. heb. des sciences méd. de Bordeaux*, 1904, n° 41.

ANTHEAUME et PARROT. — Délirium tremens et syndrome paralytique fugace. *L'Encéphale*, n° 1.

ANTHEAUME et MIGNOT. — Insolation et P. G. *L'Encéphale*, 1908.

BARRÈRE. — *P. G. traumat.* Thèse, Toulouse, 1910.

BELLETRUD. — Un cas de méningo-encéphalite traumatique. *Journal de méd. légale psychiatr.*, oct. 1903.

BELMONDO. — *Fièvre jaune et P. G.*; *Revista di patologia nervosa e mentale*, avril 1902.

J. BERNARD. — *Les syndromes P. G. au point de vue étiologique*. Thèse, Montpellier, 1906.

BOUR. — *Tubercul. et P. G.* Thèse, Paris, 1903.

BRASSERT. — *Un cas de P. G. galopante*. Allg. Zeitschrift für Psychiatrie, t. LV, f. 5, 1899.

BRISSAUD. — Rapports du traumatisme et de la P. G. XVI° Congrès des aliénistes et neurolog. Lille, 1906.

CHARPENEL. — *P. G. tuberculeuse*. Thèse, Lyon, 1908.

CONSO. — *La Pseudo-P. G. arthritique*. Thèse, Paris, 1900. (Jouve et Boyer.)

CROCQ. — Un cas de P. G. septicémique. *Bull. de la Soc. de méd. ment. de Belgique*, n° 108, février 1903.

DUCOEURJOLY. — *Alcool. chronique avec démence et P. G.* Thèse, Paris, 1906.

FODÉRÉ. — *Névrose et P. G.* Thèse, Paris, 1900.

FROISSART. — *P. G. traumatique*. Thèse, Paris, 1909.

GIMBAL. — P. G. et traumatisme. *Rev. de Psych*, septembre 1902.

GIESELER. — P. G. et traumat. *Arch. f. Psych.*, 1905.

INGEGNIEROS. — Pseudo-P. G. diabétique. *Revue neurol.*, 1905, n° 14.

KLIPPEL. — *Les P. G. progressives*, 1898.

— Les lésions histol. de la P. G. *Bull. de la Soc. anat.*, 1899.

— Pseudo P. G. arthritique. *Rev. de Psych.*, décembre 1899.

— P. G. tuberculeuse. *Revue neurol.* n° 7, 1905.

KLIPPEL ET LHERMITTE. — Les démences, anatomie pathologique et pathogénie. *Rev. de Psych.*, décembre 1905.

LANDENHEIMER. — Pseudo P. G. diabétique. *Arch. f. Psych.*, t. XXXIX, fasc. 2, 1897.

MARIE ET VIOLLET. — Traum. multiples et P. G. *Progrès médic.*, p. 401, 1893.

PRADOURA — *Traumatisme crânien et P. G.* Thèse Lille, 1905.

RÉGIS. — Les facteurs étiolog. de la P. G. *La Trib. méd.*, 2 septembre 1905.

RÉMOND (de Metz) ET VOIVENEL. — Le syndrome paralysie générale. *Encéphale*, oct. 1909.

RÉMOND (de Metz) ET VOIVENEL. —Sur trois cas de P. G. régressive. *Encéphale*, oct. 1910.

SEPILLI. — L'alcoolisme comme cause de P. G. *Annali di Nevrologia*, XXX, fasc. 2, 1901.

SOUKHANOFF. — P. G. et grossesse. *Revue de méd.*, 10 juillet 1903.

VALLON. — *Traumatisme et P. G.*, 1882.

— Pseudo P. G. saturnine et alcoolique. *Mémoire pour le prix Civrieux*, 1894.

WAHL. — Un cas de P. G. traumatique. *Annales méd. psych.*, septembre 1904.

WEBER. — Sur la P. G. dite foudroyante. *Arch. für Psych.*, f. 2, 1903, et Monatschrift f. Psych. u. Neurol., XIV, 1904.

Toulouse. — DIRION, libraire, rue de Metz, 22.

www.ingramcontent.com/pod-product-compliance
Ingram Content Group UK Ltd.
Pitfield, Milton Keynes, MK11 3LW, UK
UKHW020203200726
13856UKWH00003B/1172